北京协和医院消化内科　李景南

中国医学科学院肿瘤医院防癌科　徐志坚

主　编

谈癌不色变

中国健康传媒集团

中国医药科技出版社

内容提要

本书介绍了食管癌、胃癌、肝癌、胰腺癌、结直肠癌、肺癌、甲状腺癌、宫颈癌、乳腺癌、前列腺癌等十大癌症的患病信号、检查诊断、治疗方法等最基本的知识，简单易懂，科学实用，帮助大家真正知道癌症是什么，应该怎么对待它，面对癌症不再恐慌。

图书在版编目（CIP）数据

谈癌不色变 / 李景南，徐志坚主编 . — 北京：中国医药科技出版社，2018.11

ISBN 978-7-5214-0443-2

Ⅰ.①谈… Ⅱ.①李…②徐… Ⅲ.①癌－防治 Ⅳ.① R73

中国版本图书馆 CIP 数据核字（2018）第 211570 号

美术编辑　陈君杞
版式设计　锋尚设计

出版　中国健康传媒集团 | 中国医药科技出版社
地址　北京市海淀区文慧园北路甲 22 号
邮编　100082
电话　发行：010-62227427　邮购：010-62236938
网址　www.cmstp.com
规格　880×1230mm　¹/₃₂
印张　7¹/₄
字数　152 千字
版次　2018 年 11 月第 1 版
印次　2019 年 7 月第 2 次印刷
印刷　三河市万龙印装有限公司
经销　全国各地新华书店
书号　ISBN 978-7-5214-0443-2
定价　49.00 元

获取新书信息、投稿、为图书纠错，请扫码联系我们。

编委会

———·———

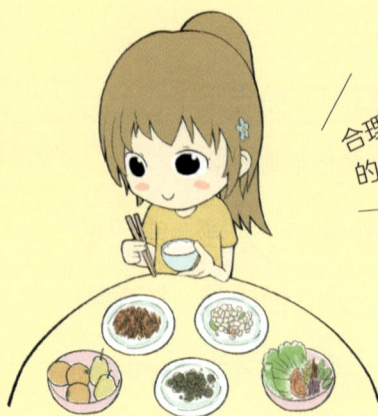

合理饮食营养与人体健康状况的关系最为密切。

前言

　　癌症又叫恶性肿瘤，谈癌色变，你中招了吗？得了癌症就一定等于绝症、等于死亡吗？在人们的心目中，得了癌症就是被判了"死刑"，事实并非如此！癌症也并非是不可治愈的疾病！

　　随着科技的发展，癌症已经不再是不可战胜的病魔，面对癌症也不需过分恐慌，我们必须得纠正"癌症=绝症=死亡"这种错误观念。事实上，癌症是"一类"疾病，而并不是"一种"疾病！现代医学理念正在将癌症变成慢性疾病，类似高血压、糖尿病、高脂血症等可以控制的慢性疾病。不论是哪一种疾病，人们都在想办法去控制它，延缓生命并改善生存质量，谈癌色变的思想应该被打破！

　　据国家癌症中心统计，2014年全国癌症新发病估计为380.4万例，平均每天超过1万人被确诊为癌症，每分钟有7

个人被确诊为癌症。很多被确诊的癌症患者及其家人，一时间会陷入可怕的恐慌和迷茫中，医生没时间给患者讲解细节，患者上网找到的相关信息又往往说法不一，不断加重患者的恐惧和焦虑。

为了把准确、专业的癌症科学知识传递给大家，并且是用大家能理解、接受的方式，北京协和医院、国家癌症中心、中国医学科学院肿瘤医院的多位专家组成编写组，根据多年临床经验积累编写了本书。本书针对肺癌、胃癌、肝癌、结直肠癌、食管癌、甲状腺癌、胰腺癌、宫颈癌、乳腺癌、前列腺癌等我国高发的十大癌症进行全面解密，采用一问一答的形式向大家介绍患病信号、检查诊断、治疗方法等最基本的癌症知识，简单易懂的语言配合科学直观的插图，帮助大家走出癌症认知误区，消除恐慌，少走弯路，不再迷茫。

编者

2018年8月

目录

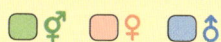

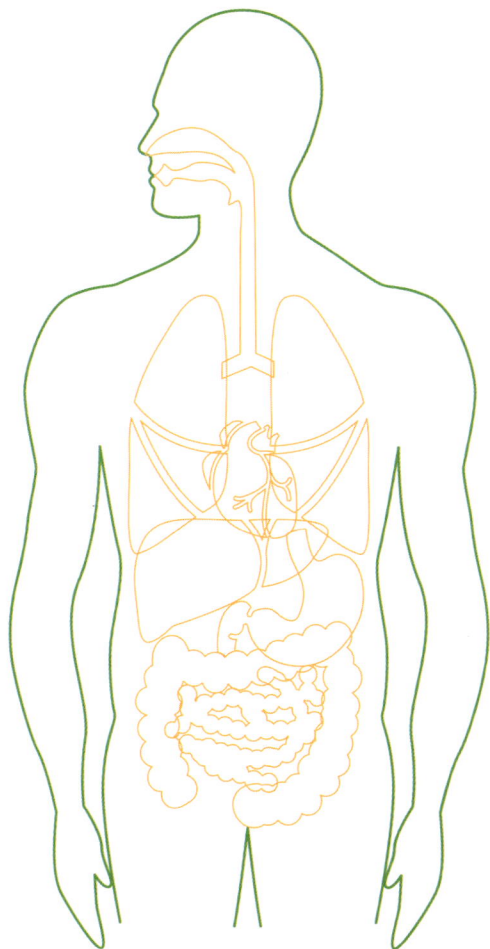

多吃富含膳食纤维的食物

少吃高脂肪食物、腌制食品

保持好心情

戒烟戒酒，控制体重

总论

癌症是怎么回事

肿瘤是人体在各种致瘤因素作用下，局部组织的细胞在基因水平上失去对其生长的正常调控，导致细胞的异常增生而形成的新生物。肿瘤可分为良性肿瘤和恶性肿瘤两大类，来源于上皮组织的恶性肿瘤叫"癌"，来源于间叶组织（包括结缔组织和肌肉）的恶性肿瘤叫"肉瘤"。我们一般所说的"癌症"通常包括所有的恶性肿瘤。

癌症的发生是多因素、多阶段、多基因变异累积的复杂的动态过程，流行病学调查和实验室动物分子生物学研究表明，癌症病因是由多种因素共同决定，主要包括物理类、化学类、病毒细菌类的外界环境因素以及内在遗传因素。随着人们在基因水平上对癌症认识的加深，目前关于癌症发病机制的研究主要存在几个重要的学说，例如癌基因学说、肿瘤发生的逆分化学说、免疫监视学说以及干细胞起源学说等。其中以癌基因学说和干细胞起源学说最为主流，这两种学说均认为基因突变在肿瘤发生中具有很大的作用，但在解释肿瘤发病机制中仍存在很多问题和缺陷，所以关于癌症发病机制的研究目前仍然尚不明确，还需要进行更多的临床和基础研究。

癌症的发生与哪些因素有关

大量的流行病学调查和实验室动物分子生物学的研究表明，癌症病因是由多种因素共同决定的，主要包括物理因素、化学因素、生物因素以及遗传因素。

（1）**物理致癌物** 主要包括电离辐射、紫外线等造成物理性伤害的致癌物。电离辐射包括X射线、γ射线、α粒子等，能直接穿透皮肤、骨髓细胞以及内分泌腺细胞，引起急性或慢性白血病及肺癌、乳腺癌、甲状腺癌等组织部位的癌症。紫外线的致癌原理类似于电离辐射，但其波长较长且低频低能，穿透力不足，主要引起皮肤癌和黑色素癌。

（2）**化学致癌物** 能引起人类肿瘤的化学物质有1000多种，尼古丁、黄曲霉毒素、多环芳烃（苯并芘）和亚硝酸盐是最常见的4种化学性致癌物。尼古丁是烟草的主要成分，是导致肺癌、胃癌、前列腺癌等肿瘤的重要因素之一。黄曲霉毒素、多环芳烃（苯并芘）、亚硝酸盐主要来源于食物。黄曲霉毒素产生于霉变的花生、谷物；苯并芘主要来源于高温烧烤、油炸的食物；亚硝酸盐则主要来自于肉干及腌制的食品。还有一些化学致癌物，例如工业废气中的CO和氰化物以及某些药物等，也与癌症的发病有着密切关系。

（3）**生物致癌物** 流行病学研究已经表明，大量的病毒、细菌及寄生虫都可引发癌症。乙肝病毒、丙肝病毒、人乳头瘤病毒（HPV）、螺旋杆菌、T细胞白血病病毒、EB疱疹病毒以及埃及血吸虫等均属于生物类致癌物。例如，乙肝病毒是肝癌的主要发病原因，高危型人乳头瘤病毒的持续性感染是宫颈癌的主要病因。

（4）**遗传因素** 肿瘤的遗传因素是指某些肿瘤具有遗传易感性，遗传因素增加了机体发生肿瘤的倾向性和对致癌因子的易感性，包括染色体不稳定、基因不稳定以及微卫星不稳定等。只有很少一部分为家族遗传性癌症，这些家族中的成员因为获得了来源于父系或母系的某种基因突变，导致其罹患某种或某几种癌症的风险远远高于普通人群。

全身各部位可发生哪些癌症

人体的各个部位，任何组织器官（除毛发和指/趾甲外）几乎都可以发生癌症，我们通常以肿瘤所在的器官、组织细胞来源或形态特点来命名癌症。来源于上皮组织的统称为癌，来源于鳞状上皮的恶性肿瘤称为鳞状细胞癌，来源于腺上皮呈腺样结构的恶性肿瘤称为腺癌，例如发生在宫颈部位的宫颈鳞状细胞癌，发生在肺部的肺腺癌等。从间叶组织（包括纤维结缔组织、脂肪、肌肉、脉管、骨、软骨组织等）发生的恶性肿瘤统称为肉瘤，例如纤维肉瘤、横纹肌肉瘤、骨肉瘤等。如果一个肿瘤中既有癌的结构又有肉瘤的结构，则称为癌肉瘤。另外还有来自造血组织和神经组织的恶性肿瘤，例如白血病、淋巴瘤、神经胶质细胞瘤、神经母细胞瘤等。

什么是肿瘤标志物

肿瘤标志物是指在肿瘤发生和增殖过程中，由肿瘤细胞合成、释放或是机体对肿瘤细胞反应而产生的一类物质，存在于血液和其他体液以及细胞和组织中，并可通过生物化学、免疫和分子生物学等技术进行定性和定量检测，在肿瘤的辅助诊断、鉴别诊断、治疗检测、疗效评估、预后判断、复发检测及高危人群随访观察等方面都具有相应的应用价值。

肿瘤标志物升高等于患有肿瘤吗

肿瘤标志物是临床医师"又爱又恨"的检验指标。这些物质特征性地存在于肿瘤细胞，可反映肿瘤细胞的发生、发展及对治疗的反应。因其名字简单粗暴，所以不少人闻肿瘤标志物而色变，见肿瘤标志物升高就心惊肉跳，但肿瘤标志物升高绝不等于患上了肿瘤！因为肿瘤标志物的敏感性和特异性往往不高，且个体差异大，甚至在正常组织或良性疾病中同样可以产生，所以单个肿瘤标志物的升高并没有多大意义。临床上提倡一次性同时测定多种肿瘤标志物，并主张动态观察其变化，结合临床症状、影像学检查等其他手段综合考虑。著名的肝癌标志物AFP，在妊娠、肝炎、畸胎瘤等情况下屡见不鲜。又譬如

CA24-2、CA19-9、CA72-4等消化道肿瘤常见肿瘤标志物，在肺癌、卵巢癌等其他部位癌症中也常常阳性，甚至也常见升高于风湿病、卵巢囊肿、支气管扩张等良性疾病。

什么是防癌体检

防癌体检也称癌症筛查，是在个体癌症风险评估的基础上，针对多种癌症进行的身体检查，其目的是发现早期癌症或可切除的恶性肿瘤，或发现没有症状的身体内已有的良恶性肿瘤。

发现早期癌的意义远远大于目前世界上所谓最好的癌症治疗方案。防癌体检就是在"健康"人群中发现早期或没有症状的癌症患者，或在出现临床症状前，或者在肿瘤发生浸润前，能借助于各种检查手段将其查出，通过早期诊断和适宜的治疗，以期得到较好的预后。对个人来讲，防癌体验可明确自身的患癌危险因素，制定全生命周期相应的防癌计划，即使罹患肿瘤，只要在自然发病前被诊断，得到及时的治疗，即可改变绝大部分肿瘤的预后，从而达到降低死亡率的目的。所以，防癌体检对于避免由于癌症引起的死亡，意义重大。

防癌体检主要针对哪些癌症

目前已知的癌症有上百种，任何体检都不可能包括针对所有的癌种。我国的癌症病种比较集中，主要有肺癌、乳腺癌、结直肠癌、胃癌、肝癌和食管癌6种。这几种癌症发病人数占我国所有癌症发病人数的80%，死亡率也接近80%。因此，防癌体检主要针对这几种主要的癌症，另外还包括甲状腺癌以及女性生殖系统发病率最高的宫颈癌。

防癌体检主要针对高危人群开展，并且要求合理的体检间隔，针对每一种癌症都有各自有效的筛查方法。比如肺癌，可以选择胸部低剂量螺旋CT；乳腺癌应用乳腺触诊+钼靶+超声的联合筛查；肝癌选择超声+血液甲胎蛋白检测；结直肠癌、胃癌、食管癌等消化道肿瘤应用胃镜和肠镜来进行检查；宫颈癌采用宫颈细胞学+人乳头瘤病毒检测等。这些手段被认为是确切的筛查手段，是通过大人群、大规模的流行病学实验验证过并证实能够确切地降低人群的死亡率的方法。

医学影像学方法在癌症筛查中的价值和作用是什么

因为绝大部分肿瘤都在身体内部，医学影像学方法在癌症筛查中扮演了非常重要的角色，是癌症诊断的重要组成部分。在肿瘤的早期阶段患者尚没有任何症状，肿瘤也较小并局限存在，这时候影像检查用于寻找早期阶段的癌症并帮助鉴定结节或肿块的性质，指导临床医生制定活检决策。例如应用胸部低剂量CT筛查肺癌，可降低20%的肺癌死亡率。

目前，医学影像学检查方法已经从过去单一的常规X线检查，发展成为包括超声、CT、MRI、PET-CT等在内的多种成像方法，不同影像学检查方法适用于不同组织、器官疾病的检出与诊断，临床应用时应综合考虑各种影像学检查方法的优势和不足、成本和效益等，合理选择最优化的筛查方案。

在癌症筛查中主要使用哪些医学影像学方法

临床常用的影像检查方式有X线检查、超声检查、CT扫描、核磁共振成像（MRI）以及PET-CT扫描等。根据不同的要求、不同的症状、不同的疾病应用不同的影像检查方法。

（1）X线检查　常规X线检查主要包括胸部正侧位片、乳腺X线片及消化道造影等。其中胸部正侧位片是胸部肿瘤检查中最基本、最常用的检查方法。但X线胸片对于胸部肿瘤的诊断价值有限，特别是对于较小的病灶或位于心后区、肺门区的病灶容易漏诊，所以目前仅作为胸部病变的初筛工具。

乳腺X线片习惯称为乳腺钼靶，是乳腺影像检查的最基本方法之一，在乳腺癌高发的欧美国家被广泛应用于乳腺癌的筛查，并被证明能够降低乳腺癌的死亡率。一般推荐40岁以上女性进行此项检查。一般人群的筛查可以在进行临床触诊和超声的基础上，每2年进行1次乳腺X线检查，高危女性每年进行1次乳腺X线检查。

消化道钡餐造影检查特别是气钡双重对比造影检查是诊断食管和胃部肿瘤的一种简便、实用而有效的方法，但不能直接观察到腔外生长的肿瘤以及肿瘤与周围脏器的关系、侵犯情况等。

（2）超声检查　超声检查在我国应用广泛，是浅表器官及腹盆腔肿瘤最常用的检查方法之一。具有无创、方便、经济等优势，但也存在对超声诊断医生的经验技术依赖性大，检查容易受到腹壁脂肪、肋骨、肠气等干扰，不利于深部病变的观察等不足，目前多用于浅表及腹盆腔脏器病变的初筛，对鉴别囊实性病变的诊断敏感性较高。另外，超声引导下穿刺活检可以直接获取组织病理学诊断。

（3）CT扫描　是计算机体层成像的简称，是用X线束对人体进行断层扫描，取得信息经计算机处理而获得的重建图像。CT检查可广泛应用于头颈、胸、腹、盆腔肿瘤的检出及诊断，应用范围涵盖全身各个系统。目前，胸部低剂量螺旋CT（LDCT）对肺癌、CT结肠成像（CTC虚拟结肠镜）对结直肠的筛查价值已获相关指南肯定，国内外也积累了相当丰富的筛查经验。

（4）核磁共振成像（MRI） 是利用原子核在高强度磁场内发生共振所产生的信号重建成像的一种成像技术。因为不使用放射线，相比于X线及CT，MRI不会造成辐射。MRI与CT同样应用广泛，涵盖头颈、胸、腹、盆腔各个部位肿瘤。但是相比于CT，MRI对软组织的成像更为精准，且针对不同组织存在多种成像序列，因此对颅内脑实质、盆腔脏器及骨软骨肿瘤的诊断更为敏感。近年来美国癌症学会（ACS）和美国国家综合癌症网络（NCCN）将MRI作为乳腺癌或前列腺癌高危人群的辅助筛查手段。

（5）PET-CT 全称为正电子发射-X线计算机断层显像，是正电子发射断层显像（PET）和X射线断层扫描（CT）两种诊断技术的结合，通过探测注射到受检者体内的显影剂"18F-FDG"在体内的分布情况，来寻找葡萄糖代谢特别旺盛的部位，也就是恶性肿瘤所在部位。

很多人觉得PET-CT是全身检查，认为进行一次PET-CT检查可发现全身的癌症，其实不是这样的，PET-CT不是万能的。它对于胃、结肠等消化道肿瘤早期病变的诊断，远不如胃镜和肠镜，PET-CT难以发现空腔脏器黏膜的小面积病灶，即便有可疑病灶，也需要胃肠镜活检来确诊。PET-CT的应用有着严格的适应证，主要应用于晚期肿瘤的分期、转移的定位、肿瘤治疗疗效评价以及复发的诊断等，或者是肿瘤标志物持续增高者或已发现肿瘤转移要寻找恶性肿瘤原发灶的情况。

所以，癌症筛查或体检中把PET-CT作为独立的主要检查手段是不正确的，只有当患者在体检中发现肿瘤标志物异常升高，多次复查显示持续性或进行性升高，而其他常见检查方法（例如胸腹部CT、胃肠镜等）都未发现肿瘤征象时，我们可以选择PET-CT作为检查手段来寻找肿瘤的蛛丝马迹。

癌症筛查中的基因检测是怎么回事

好莱坞著名影星安吉丽娜·朱莉因为自己携带一种会增加乳腺癌和卵巢癌风险的BRCA1基因突变而预防性地切除乳房和卵巢，引起了"安吉丽娜效应"，人们对肿瘤基因检测的关注逐渐升高。

癌症筛查中的基因检测是通过特定测序设备对细胞 DNA 分子中的基因信息进行解码分析，来确定是否携带某种癌症发病相关基因的突变，从而做出肿瘤的基因诊断。由于各种癌症的发生都与基因有关，所以癌症的基因检测能对某些癌症起到预警作用，在未来会成为人类预防和治疗癌症的重要手段，但基因检测并不适用于普通人群的癌症筛查。

目前的癌症基因检测主要针对具有癌症或多基因遗传病家族史的人。通过基因检测发现突变基因携带者，使高危人群能够在发病前通过改变生活习惯、尽早筛查及增加体检频率或通过医疗手段进行干预，降低疾病发生的风险。美国临床癌症协会在2010年也再次重申了基因检测的三条原则：患者的临床特征或者其家族史提示可疑为遗传性癌症；检测的结果可以解释；其结果有助于诊断或治疗。

虽然基因检测目前在癌症筛查中的作用有限，但对已确诊癌症患者的应用价值较大。肿瘤基因检测可以帮助判断肿瘤类型及预后，并可以通过基因检测为患者选择合适的靶向药物，更有效预测肿瘤靶向药物的疗效。目前临床上已在肺癌、乳腺癌等多种恶性肿瘤中广泛应用靶向药物。

心情与肿瘤发生有关吗

"癌症性格"一词正在获得越来越多人的肯定，各种研究已经证明了情绪可能与肿瘤有关。具有一些特定性格特质（比如神经质、易怒、悲观或是孤僻）的人群更容易成为癌魔狩猎的对象，而积极乐观的情绪则有助于预防和治疗癌症。这是因为情绪不只关乎精神因素，还可能与神经调节、免疫调控、激素分泌等多种生理环节有一定联系，最终影响肿瘤的发生。因此我们应该远离嗔恨、发怒、指责、怨恨、嫉妒、苛求等负面情绪，不给肿瘤细胞可乘之机。

膳食纤维为什么能预防癌症发生

膳食纤维是部分水果、蔬菜和谷类中存在的一种不能被人体胃肠道消化吸收的物质。膳食纤维有2种类型，一种叫作"可溶性纤维"，存在于水果、燕麦、大麦、豆类中，而另一种叫作"不可溶性纤维"，存在于小麦、黑麦和其他谷类。尽管膳食纤维既不能被胃肠道消化吸收，也不能产生能量，但是，它具有相当重要的生理作用，甚至被营养学界补充认定为第七类营养素。

首先，膳食纤维在肠道中可增加粪便的容积，促进肠道的运动，减少粪便中有害物质接触肠壁的时间。其次，正常人体肠道中存在大量细菌，包括很多有益菌群和少量有害菌群，每日摄入足量的膳食纤维可以使肠道内的有益菌如双歧杆菌的数量增加，有助于维生素的合成。最后，果胶、树胶、海藻多糖等膳食纤维具有很强的黏滞性，可以增加肠液的黏度，有利于保护肠道黏膜。因此，膳食纤维的补充有利于预防结直肠癌等癌症的发生。此外，膳食纤维在肥胖、糖尿病、冠心病、乳腺癌等预防方面也有积极影响。

常吃红肉的人更容易患消化道肿瘤吗

红肉主要是指牛肉、羊肉、猪肉等颜色偏红的肉，红肉的肌肉纤维粗硬、脂肪含量较高，含饱和脂肪酸较多。常吃红肉会提高患消化道肿瘤的风险吗？答案是肯定的。吃红肉越多的人，结肠癌发病率越高，尤其是左半结肠肿瘤。此外高温烹饪（如烧烤、煎炸）会导致这一风险增加，可能是由蛋白质碳化过程中产生的多环芳烃类化合物和其他致癌物质所致。反之，多食乳制品、家禽和植物性脂肪的人群，患结肠癌的危险性较低。除了结肠癌，其他肿瘤如乳腺癌、肝癌也已被证明与长期食用红肉有一定的关系。由此可见，"宁吃天上飞禽四两，不吃地上走兽半斤"，这说法是符合现代营养新观念的。为了健康，建议您多吃白肉，少吃红肉。不过凡事不可矫枉过正，完全不吃红肉也不行，要知道适当吃点红肉也有助于营养均衡。

腌制食品与消化道肿瘤有关吗

腌制食品是指禽、畜、鱼肉经过熏制或腌制，豆制品、蔬菜瓜果经过腌制发酵而成的食品。腌制食品在我国由来已久，基本上家家户户常备，而这些食品中含有大量的硝酸盐、亚硝酸盐及N-亚硝基化合物等，具有潜在的致癌性，与肿瘤发生有一定关系。事实上，我国传统方法腌制的蔬菜和肉类中亚硝酸盐含量普遍偏高，甚至严重超标，而且在其加工过程中还可能产生某些霉菌毒素。腌制食品已被证明与食管癌、胃癌等多种消化道肿瘤的发生有关。家庭腌制食品要保证原料新鲜，防止微生物污染，还要注意腌制时间、温度和食盐用量，注意加工方法，严格控制硝酸盐、亚硝酸盐的使用量。如果实在无法放下对腌制食品的口腹之欲，不妨同时多吃点富含维生素C的蔬菜水果、喝点绿茶，有助于阻断亚硝酸类化合物的作用。

哪些饮食习惯容易导致消化道肿瘤

常言说得好，病从口入。现代医学虽然尚未明确癌症病因，但普遍认为，有35%~50%恶性肿瘤的发生与膳食密切相关。显然，消化道作为直接受纳和消化食物的器官，所受到的伤害必然首当其冲，是不折不扣的重灾区。譬如腌制、熏制、高盐、霉变的食物，与胃癌、结直肠癌、肝癌等有明确的相关性；红肉可提高结肠癌发病率；长期食用高温、粗糙的食物促进食管癌的发生；烟酒对胃的刺激也已广为人知。长期不健康地食用这些膳食，加上"管不住嘴、迈不动腿"的生活习惯，促使胃肠道成为癌症的温床。因此，为了远离癌症折磨，我们应该尽量少吃高脂肪食物，少吃腌制、烧烤食物，不吃腐败的水果、蔬菜等，同时保持健康的生活方式，适当增加运动量，规律生活，戒烟戒酒，控制体重。

哪些食物能预防消化道肿瘤的发生

关于食物和消化道肿瘤预防的研究有很多，目前普遍认为以下食物对预防消化道肿瘤有一定作用。①牛奶，可以强身健体，经过研究发现，每天饮用250ml牛奶可以降低患结直肠癌的风险，这与牛奶中富含钙有关。钙能减缓肠内壁细胞的生长速度，从而可抑制早期肿瘤的扩散。②十字花科蔬菜，包括各种叶子呈十字形生长的蔬菜，如西兰花、卷心菜、菜花、水芹、羽衣甘蓝、大头菜、芥菜、萝卜等，这些蔬菜中含有丰富的维生素和各种强效抗氧化物质，能帮助我们消除毒物，加快自身的排毒过程。③富含硒的食物，如蘑菇、蛋类、大蒜、海产品、动物内脏等，硒具有破坏致癌剂的作用，可以阻碍致癌物在体内的代谢过程，抑制癌症的发生和发展。④其他微量元素，如人体多种酶的必需成分——锌，对致癌物质的诱癌作用有一定的抑制和抵抗作用，不过过量的锌对已经开始生长的肿瘤细胞亦有促进作用，因此要适量摄入瘦肉、动物肝脏、蛋类、坚果等含锌较多的食物。

消化道肿瘤与遗传有关吗

常见的消化道肿瘤基本都不是遗传性疾病，但越来越多的证据表明，某些肿瘤可能有遗传倾向，即肿瘤患者的家族成员患上同种肿瘤的可能性会更高，这是因为肿瘤发生是由复杂的内因和外因共同决定的。目前认为，有明显遗传倾向的消化道肿瘤包括肝癌、结直肠癌、胃癌等。我国肝癌大多数与乙型肝炎病毒感染有关，乙肝病毒的垂直传播（即父母传子女）易造成肝癌的家族聚集倾向。对于结直肠癌患者来说，如果父母得病，子女发生癌症的风险也加大，所以40岁以后应该常规进行肠镜检查。结直肠癌中有一类称为家族性腺瘤性息肉，很容易发展成为肠癌，这类肠癌遗传倾向更加明显。胃癌也有明显的家庭内聚集现象，可能是幽门螺杆菌感染并相互传染导致，也与遗传有较大的关系。因此，如果亲属有患此类癌症，且个人本身具备高危因素（如乙肝或幽门螺杆菌感染），应定期进行相关检查。

为什么消化道肿瘤早期很难发现

消化道恶性肿瘤的临床症状常常不典型，往往被我们自认为是胃炎、胃溃疡、消化不良、便秘等常见消化道疾病，而不去医院就诊，延误了治疗的良机。常见的消化道肿瘤早期症状包括食欲减退、腹胀、腹部不适，经常腹泻或者便秘，大便颜色改变，如黑便、便血等，这些症状很容易与良性胃肠道疾病相混淆，从而令老百姓不当一回事。

如果在数月内出现不明原因的明显消瘦，或者感觉明显乏力、气短等，提示考虑恶性肿瘤的发生。对于超过45岁的中年人和有肿瘤家族史的人，一旦出现上述症状或其他不适感觉，一定要及时就医，争取做到早诊早治，以便得到最好的治疗效果，一旦等到出现典型症状时，疾病往往已属于晚期，丧失了根治性手术的机会。

怀疑患有消化道肿瘤，可以做哪些检查

由于消化道肿瘤的早期表现往往不典型，所以一旦出现不适，建议您不要轻视，需到正规医院进行详细检查。即使没有相关症状，对于高危人群也应进行定期筛查。那么怀疑患有消化系统恶性肿瘤，常用的检查方法有哪些呢？

除了血常规、血生化、便常规等常规检查以外，对于消化道疾病，大便潜血试验相当重要。如果大便潜血阳性，此时要高度怀疑是否有消化道恶性肿瘤，需抽血查相关的肿瘤标志物，进而遵医嘱进行消化道造影、胃镜、结肠镜等检查，以直接观察食道、胃、结肠的改变，对发现的可疑地方进行病理检查以明确诊断，从而得到早期有效治疗。此外，还应重视消化科门诊的体格检查，如直肠指诊，事实上80%的直肠癌可在简单易行、无创伤的肛门指诊检查中被发现，而腹部查体偶尔也可查出腹腔肿物，提示进一步的检查，有助于及时治疗，从而改善疾病的预后。

内镜下活检是什么

前面已提到，肿瘤标志物升高不代表患上了肿瘤，事实上肿瘤确诊一定要有组织或细胞病理学的诊断依据。这种诊断来源一般是术后病理标本，对于消化道肿瘤，更常见的来源是内镜下在适当部位取材行病理组织检查。尽管内镜下活检对发现消化道早期癌有重要价值，但这种检查不是百分之百准确。最大的受限之处在于，内镜下取材是从肉眼或染色后怀疑异常的组织中钳取小块，偶尔会出现没有取到恶性病变的组织，或者取材部位太表浅而没有取到深部恶变组织的情况。除了取材不当外，极少情况下病理组织的保存、实验室检查等步骤的疏忽也可能导致活检结果出现假阴性，即本来是有癌组织的，结果活

检结果出来是正常。因此，术后病理标本结果才是肿瘤确诊的金标准，而手术是将肿瘤组织整个切下，基本避免了内镜的局限性。

哪些消化道肿瘤能进行内镜治疗

近年来，由于内镜检查的普及，消化道肿瘤的内镜治疗因创伤小、并发症少、恢复快及费用低等优点受到广泛关注与认可。不过内镜下治疗有比较严格的适应证，在肿瘤的组织学类型、位置、大小、症状及患者自身情况等方面都有要求，那么哪些情况下消化道肿瘤能进行内镜治疗呢？

首先需要明确的是，内镜下治疗是针对内镜可及的早期肿瘤而言的，所以达到内镜治疗的前提在于肿瘤本身仍是早期，没有淋巴结转移或淋巴结转移风险极低，并且生长位置适当，使用内镜技术可以完整切除，因此目前内镜治疗的主要目标还是胃内和结直肠内的息肉及早期肿瘤。在这一前提下，对于术前检查怀疑或活检病理证实存在恶性可能性的肿瘤，可以考虑内镜切除。此外，如果患者有某些症状（如出血、梗阻），为了提高生活质量，也可以与主治医生商量，选择进行内镜下切除。

内镜下治疗肿瘤会有哪些并发症

尽管内镜治疗消化道肿瘤有诸多好处，但它毕竟属于有创操作，仍存在一些并发症风险。常见的并发症包括出血、穿孔和气体相关并发症等，一般并不严重，多可经保守治疗或内镜治疗后痊愈。

术后出血往往与血压控制不佳、胃酸腐蚀等因素有关，常表现为术后几天内黑便或便血，甚至吐血，如果症状明显，应及时再行内镜检查。

消化道穿孔通常表现为腹胀、腹痛加重、腹膜炎体征、发热，影像学检查有积气或积气较前增多，多与手术创面缝合不佳、过早起床活动或进食、血糖控制不佳、胃酸对创面的腐蚀等因素有关。

气体相关并发症包括皮下气肿、纵隔气肿、气胸和气腹等，大多会自行消退。其他少见的并发症还有消化道瘘、消化道狭窄等。

息肉和肿瘤究竟是什么关系

息肉是形态意义上的肉眼所能见到的突出于黏膜的赘生物，好发于消化道，也常见于呼吸道等处。在病理组织学上，息肉可以是上皮的增生性病变、炎性病变、真性肿瘤，也可以是结缔组织增生或肿瘤所致黏膜的隆起。息肉以长在大肠最为多见，从形态上可以分为带蒂、亚蒂和广基无蒂；从数目上可分为单发和多发，大小可自数毫米至数厘米不等。息肉分非肿瘤性和肿瘤性，前者包括炎性息肉、幼年性息肉等，一般不癌变，而后者包括各种腺瘤，譬如管状腺瘤癌变率为5%，绒毛状腺瘤癌变率为40%。因此，息肉与肿瘤之间有部分交叉关系，但息肉不等于肿瘤。内镜下看到息肉，先别急着害怕，必要时可进行活检确定息肉性质，以便进一步治疗。

消化道早癌内镜治疗后怎样饮食

内镜治疗本质上是一种微创手术，术后饮食原则与其他微创手术是类似的。一般按照内镜治疗类型的不同，术后需禁食水数小时至一天，之后可以遵医嘱进一些流食，包括豆浆、汤水之类。一两天后如果适应良好，可以逐渐过渡到半流食，即粥、面等食物。接下来几天如果没有特殊不适或并发症，就可以逐渐恢复正常饮食了。总体来说，心急吃不了热豆腐，术后饮食讲究循序渐进，逐步恢复胃肠道功能，且要避免辛辣生冷刺激，避免过烫、粗糙的食物，尽量选取营养丰富、容易消化的种类。

中医药疗法对癌症治疗有意义吗

中医学认为恶性肿瘤是正虚邪实之症，讲究治疗过程的整体概念，重在扶正固本。中医药可以针对多种癌症的中医病因治疗，还可以通过扶正的方法提高人体的抵抗力和免疫功能。同时，中医药疗法可以减轻放化疗引起的恶心、呕吐、乏力、白细胞减少、免疫功能下降等不良反应，改善生存质量。另外，随着中药药理学的不断研究，有些中草药可以起到抗癌的治疗作用，包括以毒攻毒类药物、扶正固本类药物和各种清热解毒、化痰散结、活血化瘀类药物等，对患者的康复治疗有一定帮助。

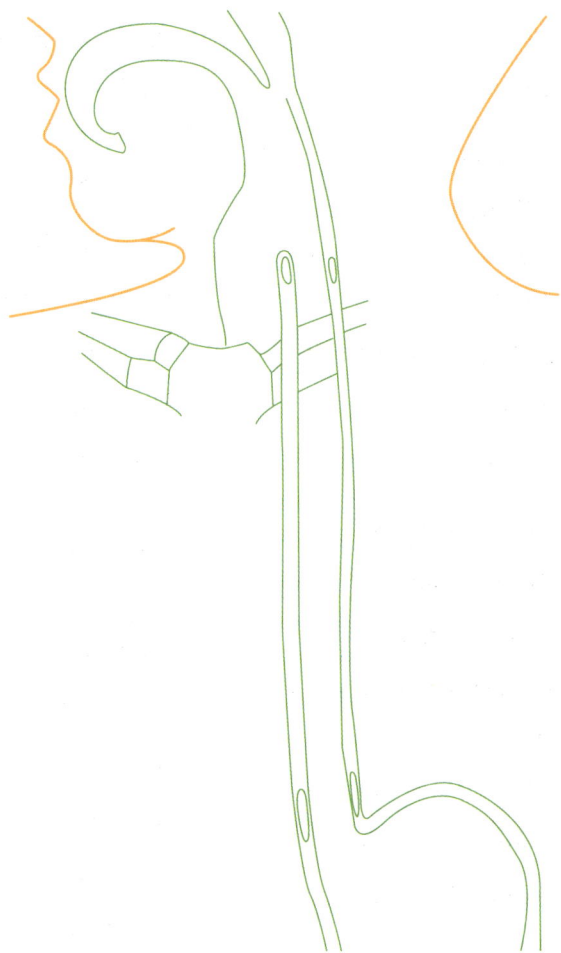

不要吃过烫、过硬食物

不要过量饮酒

不吃发霉变质的食物

少吃腌制的东西

食管癌

食管是什么

俗话说，民以食为天。食物在口腔中咀嚼完成后，通过的第一个管道就是食管。作为连接口腔和胃的中空器官，食管可产生由上而下的蠕动波，在短短数秒内将食团送进胃内。这个过程相对简单，一旦发生异常，就会出现进食哽噎甚至吞咽困难等表现，民间常以"顶""食不下咽"来形容这种感觉。

食管有上下两处括约肌，还有大致位于上、中、下部的三处生理性狭窄，前者保证了食管正常的运动和功能，而后者常常成为异物滞留和肿瘤好发的部位。在正常情况下，胃内的食糜或其他内容物不会向食管反流，这主要归功于食管下括约肌——它是食管下段的控制阀门，能阻止胃内容物反流进入食管。如果食管下括约肌出现异常，就会导致各种不适，如反酸、烧心、吞咽困难，甚至各种疾病，如反流性食管炎、贲门失弛症等。

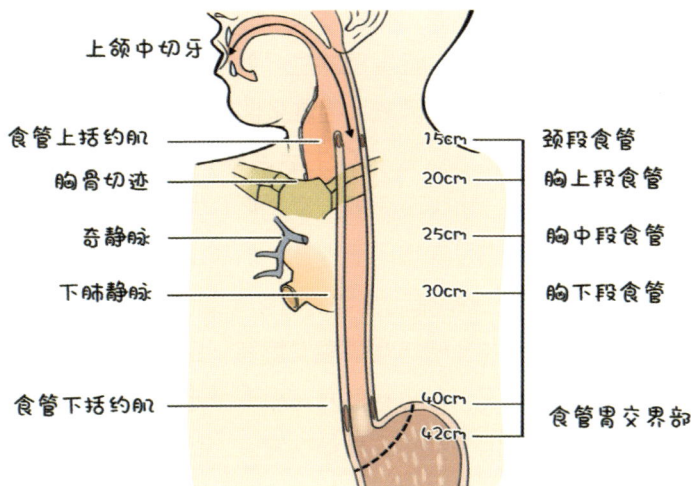

上颌中切牙

食管上括约肌 —— 15cm —— 颈段食管
胸骨切迹 —— 20cm —— 胸上段食管
奇静脉 —— 25cm —— 胸中段食管
下肺静脉 —— 30cm —— 胸下段食管
食管下括约肌 —— 40cm
—— 42cm —— 食管胃交界部

食管癌是什么

食管癌是最常见的消化道肿瘤之一，由于某些原因，食管上皮细胞产生了异常增殖，从而形成"异物"，使食管管腔变得不光滑、僵硬、缩窄等，这些变化引发了食管癌的典型症状——进行性吞咽困难。

我国是世界上食管癌的高发国家之一，患者发病年龄多在40岁以上，男性多于女性。目前食管癌的病因尚未完全明确，但各种研究表明，食管癌人群分布可能与年龄、性别、职业、种族、地域、生活环境、饮食生活习惯、遗传易感性等有一定关系。

哪些人群容易患食管癌

正如前面已经提到的，食管癌的发病与遗传、环境等多种因素有关，这些因素的根本作用在于长期损伤食管黏膜，导致上皮细胞易于异常增殖。目前普遍认为，食管癌的主要危险因子包括生活饮食习惯、遗传因素、经济条件等。

比如在饮食生活习惯方面，吸烟、过量饮酒、水果蔬菜摄入量过低、营养状况差的人群食管癌发病率明显提高，而高温的饮料和食物、含N-亚硝基化合物的食物（如腌制蔬菜）、槟榔等也被证明与食管癌发病有一定的关系。基础健康状况也对食管癌发病率有一定的影响，患有食管贲门失弛症、萎缩性胃炎、既往做过胃切除术等病史都可能与食管癌的发生有关。

环境　生活饮食习惯　遗传因素　经济条件

谈癌不色变

为什么中国的食管癌患者这么多

在世界范围内，非洲南部和东部以及亚洲东部地区的食管癌发病率最高，中国正是高发病率国家之一。事实上，有统计数据显示，中国食管癌发病和死亡人数几乎占全球食管癌发病和死亡人数的一半。

那么为什么食管癌这种恶性疾病特别青睐中国人呢？

这可能与人种和遗传因素有关，除此之外，中国特殊的饮食习惯与之密不可分。国人招待客人热衷于推荐"趁热吃"，选择菜品喜欢"重口味"，在餐桌"上烟酒不离手"，食物吃不完就淳朴地"先腌上"，湖南等地的百姓喜欢招呼朋友"吃点槟榔咯"，这些饮食习俗都可能增加食管癌的发生风险。

哪些饮食习惯和方法能预防食管癌的发生

食管癌是一种与饮食习惯密切相关的疾病，因此很多不良饮食习惯的纠正都可能预防食管癌的发生。

不要吃过烫、过硬的食物，讲究细嚼慢咽，不要过量饮酒，戒食槟榔，这样可以减少食物对食管黏膜的刺激。虽然勤俭节约是美德，但为了身体健康，有些节约

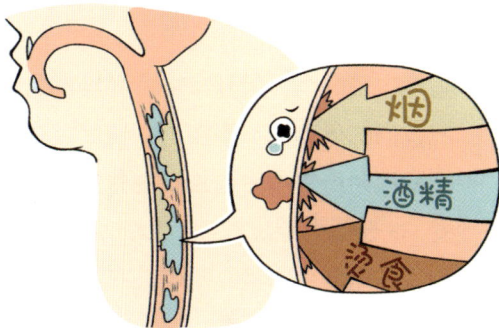

习惯得戒，比如不吃发霉变质的食物，少吃腌制的东西。此外，旱井水、池塘水等水体含有较多亚硝胺等N-亚硝基化合物，因此提倡农田合理施肥和配方施肥，可使用漂白粉或维生素C等处理饮用水。

平日饮食要注意营养均衡，提倡高纤维膳食，多吃新鲜蔬菜水果，少吃红肉，适当地补充多种维生素、锌、硒等。防微杜渐，这些饮食习惯的纠正都有助于预防食管癌的发生。

为什么烫的食物能引发食管癌

我国的流行病学调查发现，食管癌和热饮热食可能有关，如喜饮热茶的地区食管癌发病率更高。

为什么说食管癌可能被"烫"出来呢？其实这与食管黏膜的结构特性有关，研究发现，人体最适宜的进食温度在10℃～40℃，一般耐受的温度最高为50℃～60℃，当感到非常热时，温度多在70℃左右。食管在接触75℃左右的热食热饮时，柔嫩的黏膜会受到烧灼伤害，而受伤黏膜表层会及时脱落、更新，基底层的细胞会迅速增生、更新，以补充愈合上层受损的黏膜。这虽然也是好事，但开车快了尚且容易出车祸，何况我们的身体呢？事实上，长此以往，食管黏膜细胞容易产生不良增生，也就是百姓俗称的"恶变"，甚至可能导致癌。以此类推，除了烫的食物，长期食用粗糙、干硬的食物也可产生类似作用，从而诱发食管癌。

食管黏膜受损　表层脱落、更新　不良增生　诱发食管癌

家里有人患食管癌，会遗传吗

食管癌不是直接遗传的疾病，也就是说食管癌患者的后代不一定患食管癌。然而，食管癌的遗传倾向性是较为明确的，在高发地区（例如我国），食管癌的家族聚集性已被多次报道，这意味着如果家族中有人患食管癌，他的子女等亲属患食管癌的机会比一般人高，然而这种患病概率高多少倍或者具体发病率能达多少，仍是医学上难以回答的问题。至于这种家族聚集性是受共同环境危险因素影响，还是受遗传易感性影响，目前仍不清楚。因此总的来说，遗传因素对食管癌发病机制的影响程度仍不确定，如果家里人得了食管癌，患者子女去医院做相关筛查是一个不错的选择。

食管炎和食管癌有关吗

食管炎泛指各种刺激因素造成的食管黏膜浅层或深层组织炎症，包括胃酸、胆汁、烈酒、酸碱、药物等化学性刺激，烫的食物饮料、食管异物（如鱼刺）等物理性刺激，结核杆菌、念珠菌或病毒感染等生物性因素。临床最常见的是胃酸反流引起的反流性食管炎。

食管炎临床上主要表现为"烧心"，以吞咽疼痛、吞咽困难及胸骨后疼痛多见。

从这些可以看出，食管炎和食管癌有一定关联，食管长期受到刺激、发生慢性炎症容易引发食管黏膜恶变。因此，食管炎不可怕，但应引起重视，定期复查，去除引发食管炎的病因，如改变饮食习惯、减少胃酸分泌和反流、治疗感染等。

能靠吃药预防食管癌吗

事实上，现在医学上还没有老百姓所期盼的"吃了就不得食管癌"的预防药，一些宣称可有效预防食管癌的医疗机构和中药方剂其效果也无法确认。不过，正确采用某些医疗措施，确实可以减少食管癌发生风险。

食管癌患者常缺乏铁、锌、硒等微量元素和某些维生素，所以日常补充这些物质可能在一定程度上起到预防效果。

此外，多种食管疾病和口腔疾病在食管癌的发生过程中也起着作用，如口腔卫生问题、贲门失弛症、反流性食管炎、食管白斑、食管息肉等，为了防止小病变大病，及时治疗这些疾病是很有必要的。

食管癌的早期表现有哪些

俗话说，冰冻三尺非一日之寒，食管癌的发生发展绝不是朝夕之事。

事实上，虽然食管癌好发于40岁以上人群，但其潜伏期可长达10～20年，因此无论男女老少，及时注意自身患病征兆对于改善预后都是至关重要的。

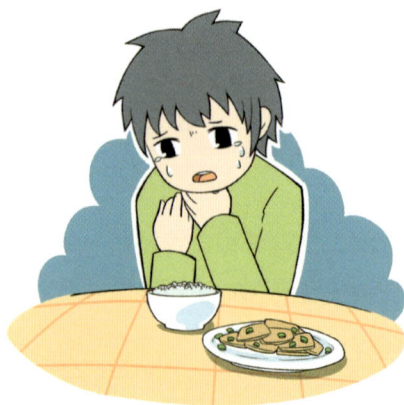

食管癌早期症状往往不易被发现，具有非特异性。食管癌患者早期可能出现进食哽噎感，比如吞咽鸡蛋、肉类、面包等干硬食物时有一过性黏附感、滞留感，觉得食物通过缓慢，并且这一情况可通过细细咀嚼或喝水而轻易克服。此外，患者也可能会有胸骨后不适、烧灼感、牵拉摩擦感、针刺样疼痛感等，特别是吞咽食物时感觉明显。

这些早期征兆并不明显，症状时轻时重，进展缓慢，可能长期无法引起人的重视，这也导致食管癌一旦发现往往已是晚期，预后很差。

食管癌的中晚期表现有哪些

随着食管癌的进展，其症状表现逐渐从进食哽噎感发展为进行性吞咽困难。进行性吞咽困难是食管癌的典型临床症状，先是表现为难以吞咽干食物，比如馒头、花生等，接着难以吃半流食，如粥、蛋羹等，到了晚期连水、牛奶等流食也无法咽下。

进行性吞咽困难的出现意味着食管癌已经进展到晚期，此时患者还可出现多种全身症状，如体重减轻，这是由吞咽困难、饮食改变和肿瘤相关性厌食导致的。又如声音嘶哑、瞳孔缩小、眼睑下垂、频发肺炎或咳嗽，这些则是由肿瘤对喉返神经、颈交感神经的侵蚀和转移造成的。到了末期，癌细胞向肝、脑等重要脏器转移后，患者还会出现黄疸、腹水、昏迷等严重症状。

哪些疾病容易被老百姓误认为是食管癌

胸骨后刺痛

吞咽困难症状

食管癌临床表现特异性相对比较差，容易与多种疾病相混淆。早期还没有出现典型的吞咽困难症状时，老百姓可能将食管炎、食管憩室和食管静脉曲张等多种疾病误认为食管癌，比如反流性食管炎也可具有胸骨后刺痛及灼烧感的表现，类似于早期食管癌症状。

当出现吞咽困难症状后，食管癌则应与贲门失弛症、食管良性肿瘤等相鉴别，因为这些疾病临床表现相类似。所以，如果自己出现了疑似食管癌的症状，先别慌，赶紧去医院做X线钡餐检查、胃镜等相关检查，说不准最后是虚惊一场。

怀疑食管癌，为什么要做内镜

食管癌的诊治，提倡"三早"，即早期发现、早期诊断和早期治疗，这对于提高患者生存率具有重要的意义。上消化道内镜检查是食管癌诊断最重要的手段，即由医生将一根末端带有摄像头和灯光的细管伸入患者口腔，并推送进食管以观察食管表面。

早期食管癌在内镜下表现为表浅斑块、结节或溃疡，进展期病变可表现为狭窄、肿块或大溃疡。看到可疑病变后，医生会在内镜下钳取出一小块食管黏膜组织，送去病理科检查，这种活检结果是最终确诊食管癌的金标准。值得注意的是，活检受取材部位等限制，不一定能正好取到"癌"，所以一次活检结果阴性，不一定能确保安全，有时医生可能会建议再次行内镜下活检。

怀疑食管癌，还需要做哪些检查

除了内镜，X线钡餐检查和CT检查也是诊断食管肿瘤的重要手段。

X线钡餐检查需要先喝下钡剂用以显影，在钡剂沿食管下移的过程中拍摄X线片。CT检查可以依次向上或向下连续扫描身体截面，从而清晰地显示食管及其周围结构。这些影像学检查可以确定病灶部位、长度及梗阻程度，显示食管与邻近纵隔器官的关系，有助于肿瘤的诊断分期。

此外，在食管癌高发的地区，过去常用食管脱落细胞性检查手段进行大规模人群普查，早期的病例阳性率可高达90%以上，近年来随着技术和经济的发展，胃镜普查也开展得越来越多。

患上食管癌，我还能活多久

总体来说，食管癌预后较差，远期存活率较低，死亡率仅次于胃癌。

食管癌的预后与分化、分期、肿瘤部位等有关。大致来看，鳞状细胞癌、腺癌的预后会好于分化差的小细胞癌，缩窄型、蕈伞型的食管癌预后则好于溃疡型、髓质型，分期早的食管癌5年生存率可近半甚至高达80%，而反之，分期晚的类型5年生存率可能不到20%。

对于个人来说，预后与治疗方法、自身体质、心理状态等多方面因素有关，治疗及时得当、体质健康、心态积极乐观，都有利于食管癌患者预后的延长和生活质量的提高。

食管鳞癌和腺癌是两种最主要的食管癌病理类型，在不同地区发病率、预后等方面具有显著差异，甚至有研究结果表明，食管鳞癌和腺癌的分子特征明显不同，应当被视为不同的疾病。简单地说，就是食管鳞癌更加类似于头颈癌，而食管腺癌则与某种胃癌亚型难以区分。在全球范围内，鳞癌约占食管癌的90%，但腺癌发病率在北美和欧洲某些地区有上升趋势。与北美等发达国家不同的是，我国食管癌中鳞癌占90%以上，而国外则是腺癌多，超过半数。从预后上看，总的来说是鳞状细胞癌好于腺癌，不过这也受肿瘤分期、大体分型等因素的影响。

内镜检查发现Barrett食管，这是病吗

内镜检查若查出Barrett食管，不少人可能为此焦虑不安而四处求医。那么Barrett食管究竟是不是一种病？认识它，要先从我们消化道黏膜说起。

正常食管黏膜上皮细胞是耐摩擦、具有保护作用的复层鳞状上皮，而胃上皮是耐酸的单层柱状上皮。如因长期胃酸反流或其他各种原因造成食管下段上皮反复损伤，那么为了更好地适应这种酸性环境，食管下段的复层鳞状上皮就会逐渐转化为类似胃内的单层柱状上皮，这种化生后异常的节段就成为Barrett食管。Barrett食管在内镜下的形态可分为全周型、舌型和岛型。

严格来说，Barrett食管并不算一种病，本身多无症状，不过它往往出现在胃食管反流性疾病中，从而出现反酸、烧心、胸痛、吞咽困难等表现。

Barrett 食管需要治疗吗

既然明白了Barrett食管不是病，那么进一步的问题是，它需要治疗吗？它和食管癌有没有关系？事实上，目前普遍认为，Barrett食管不属于癌前病变，但在Barrett食管基础上可继续发生多阶段演变，最终引发食管癌的发生，有研究报道这种事件发生率小于3.5%。事实上，Barrett食管仍是可逆的阶段，一旦发现这种异常，应积极治疗基础疾病，减少胃酸、胆汁等消化道内容物对食管的刺激，并定期复查内镜，以防止Barrett食管向食管癌的发展。一旦发现Barrett食管进展到不典型增生（为癌前病变）等阶段，应及时进行手术治疗。

什么是食管白斑

食管白斑，顾名思义，就是内镜下看到的食管内壁上类似白色斑块的表现。白斑是由于黏膜过度角化引起的，此种白斑可发生在身体各处黏膜，通常多见于口腔和外阴黏膜，是一种癌变病变，值得警惕。

食管白斑较为罕见，长期持续性刺激因素，如烈性烟酒、辛辣食物、过热饮食以及口腔不卫生等都是引起黏膜角化过度的原因。

食管白斑一般不需要治疗，但要注意去除引起白斑的危险因素，如戒烟戒酒等。此外要注意定期复查内镜，因为小部分食管白斑也可引发癌变，一旦发现白斑扩大、产生疼痛等，一定要及时就诊，进行内镜下取材活检，以明确有无癌变，必要时可在内镜下行局部切除或电灼治疗。

食管息肉是癌吗

食管息肉是食管黏膜上皮细胞过度增生后形成的良性肿瘤，发病率较高，其产生可能与长期食管刺激和慢性炎症有关，多发于中老年人，男性比女性稍多。食管息肉进展缓慢，多数没有症状，但息肉较大或处于特殊部位时可表现为吞咽困难和胸骨后疼痛，少数有呕血和呼吸困难，这些症状和食管癌相似，因此可能引起不必要的恐慌。

食管息肉的确诊依靠内镜和内镜下活检。尽管食管息肉并不属于癌的范畴，但一经确诊，也应立即切除，因为息肉可以发生溃疡、出血和恶变，极少数息肉甚至可堵塞咽喉部，导致急性喉梗阻和窒息。

怎样正确面对食管癌

确诊食管癌后，很多患者都会出现焦虑、抑郁、绝望或适应障碍，进而吃不好睡不好，成天心事重重，甚至产生轻生想法，这些都会对治疗产生不利影响。心理状态对癌症患者生活质量乃至疾病预后的影响很大，面对食管癌这种恶性疾病，患者应积极调整心态，善于开导自我，配合医生治疗，以最大限度地延缓疾病进展，提高生活质量，延长生存期。而家属也应针对患者心理状态进行解释、安慰和鼓励，令患者有勇气和信心克服这些困境。

对于尚能进食者，患者应积极补充高热量、高蛋白、高维生素饮食，对于难以进食者，应尽量补充半流食或流食，晚期可以通过胃管或静脉补充营养，必要时可输血或输白蛋白以纠正贫血、低白蛋白血症等。

食管癌怎么治疗

食管癌的治疗为多学科综合治疗，包括手术、放疗、化疗、免疫治疗、姑息性治疗等。应根据肿瘤类型、位置和局部受累状况，还需结合患者功能状态进行个体化评估，以确定合适的治疗方案。大致上看，早期食管癌可选择内镜下切除或手术治疗，进展期肿瘤则需要在手术的基础上加以放疗、化疗或放化疗。而对于不可切除的肿瘤或者晚期已经有远处转移的肿瘤来说，手术已不是合理的选择，此时往往需要进行放疗、化疗、中药和其他保守治疗。如果患者出现了吞咽困难等表现，可以采取一些姑息性手段，如内镜下食管支架置入、食管扩张、激光、无水乙醇注射等，以改善晚期患者的生存质量。

什么情况能手术治疗

手术治疗是食管癌的主流手段。从宽泛的意义看，除了分期晚、病变大、有转移、患者一般情况差等无法手术的情况，大多数食管癌的治疗仍首选手术切除。食管癌切除术不仅提供了早期"治愈"的可能，还为晚期患者缓解临床症状和提高生存质量提供了可能。

目前手术可分为开放手术和微创手术两大类，随着胸腔镜等技术的发展，食管癌微创手术得到了长足的发展。大量实践表明，微创手术在疗效、局部控制率、并发症等方面与传统开放手术相差无几，已愈发受到医院和患者的青睐。

行食管切除术的患者需安置空肠造口营养管，即将一根营养管放进空肠内，然后引出体外并固定在腹壁上，以暂时性地为术后患者提供营养。

食管癌手术之后的并发症可能有哪些

尽管手术常常可以达到确切迅速的治疗效果，但手术操作毕竟是有创性的，术后很多患者会出现不适反应，其中有些可能是正常现象，如伤口疼痛、引流管有血性液体、恶心、低热等，大多是机体对手术创伤、麻醉药物等刺激的响应，过段时间会自行消失。但有些术后并发症则需引起重视并积极处理。譬如，如果餐后或晚上睡觉时有反酸、胸骨后烧灼感、咽下困难等表现，提示术后出现了反流性食管炎；如果出现了呼吸困难、胸闷、持续发热等，则提示术后呼吸道感染的存在。这些并发症，包括吻合口瘘、胃排空障碍、严重腹泻等，都值得警惕，因为他们反映了术后恢复受阻，对于年老体弱者甚至提示了预后不良。

食管癌需不需要放化疗

由于食管癌的长期结局很差，单纯行手术治疗的方案一直存在争议，很多研究表明手术联合放疗或化疗或许可以提高疗效。另外，特殊部位的食管癌如颈段食管癌本身即以放疗为首选，因为颈段手术难度大、术后生存质量差。

尽管如何使用放化疗仍有争议，但总体来说，放化疗对于食管癌治疗还是有重要意义的。放化疗可能起到使肿瘤降期、减少微小转移等作用，从而提高患者远期生存率。但放化疗也存在问题，潜在的不利因素包括发生毒性反应、耽误手术治疗等。此外，放化疗分同步放化疗（即两者同时进行）、序贯放化疗（即两者分先后使用），还有辅助（即术后进行）和新辅助放化疗（即术前进行），这些方案可根据患者具体情况进行个体化选择。

治疗过程中恶心呕吐、吃不下东西怎么办

放化疗常常会引起患者恶心、呕吐、食欲下降、体重减轻。恶心呕吐通常会在1~2日内好转，也可能持续时间较长，具体取决于化疗药的类型、剂量和治疗计划。那么恶心呕吐可以预防吗？答案是肯定的，很多药物可以达到预防恶心呕吐的作用，包括各类丸剂、皮肤贴剂、含服片剂、静脉药剂等，医生会根据患者的具体情况、治疗方案，在治疗前后或者治疗过程中给予这些药物。对于患者自己来说，为了预防或减轻恶心呕吐带来的折磨，最好在治疗1小时后再进食或者喝水，而且要避免辛辣、油腻等"重口味"食物，鼓励清淡、高能量、高蛋白质饮食，提倡少食多餐。此外，还可以根据个人情况选择姜水、针灸等措施来缓解胃部不适感受。

鼻饲是什么

一旦食管癌进展到吞咽受阻的程度，或治疗导致进食困难，那么如何顺利将食物送到肠胃、防止患者体重下降，这就成了治疗的重要部分，目前临床上最常用的解决方法

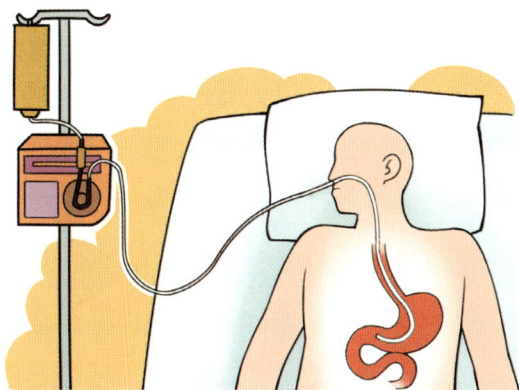

是鼻饲。鼻饲是将鼻胃管从鼻腔经过食管送到患者胃中，通过鼻胃管往胃里打食物，用来为进食困难的患者补充营养、水分和药物。放鼻胃管的过程一般并不痛苦，在床旁就能完成，不需要麻醉。放完后可能会有口咽不适、甚至恶心感，通常短时间内可以消失。

此外，对于严重食管狭窄的患者，禁忌置鼻胃管，因为有发生食管穿孔的风险。如果食管堵塞严重到连一根鼻胃管都放不下，那么可以考虑采用胃造瘘或空肠造瘘等手段，从体外直接向胃或空肠输送营养。

什么是食管癌的靶向药物

靶向治疗，通俗地说，就是特异性地针对某种致癌位点的治疗方式。这些致癌位点包括促进肿瘤生长存活的细胞受体、信号传导通道，新生血管形成和细胞周期的调节因子，抑制肿瘤细胞生长或促进凋亡的抗肿瘤因子等。和普通化疗不同的是，靶向治疗具有特异性抗肿瘤作用，对正常细胞毒性少，因此引发的副作用更少，已成为目前肿瘤治疗研究的热门领域。尽管已研发出的靶向治疗药物有很多种类，但这些药物显然不能适合每一种肿瘤。事实上，对食管癌有效果的靶向药物相对较少，已在中国上市的包括雷莫芦单抗、曲妥珠单抗等，而且具有严格的适应证。

食管支架是什么

现代医疗　撑起狭窄食管　自膨式支架

支架是现代医疗常用的手段之一，包括血管支架、食管支架等。支架的意义在于撑起原本狭窄的管腔，使正常的管道内容物能顺利通过，从而起到治疗作用。正如之前提到的，食管癌的重要症状是进行性吞咽困难，食管支架植入术可极大地缓解患者症状，提高生存质量，延长生存期。目前食管支架多是由镍钛记忆合金制成的自膨式支架，适用于癌症、瘢痕等各种原因造成的食管狭窄且无法进行手术或者手术效果差的患者。对于食管癌而言，支架是缓解症状的有效手段，但治标不治本，控制病灶还需依靠手术、放化疗等方式。

接受食管癌治疗后还应该干什么

与癌症作战是一项应长期坚持的事业，决不能因暂时取得良好疗效就放松监测。在接受完善的初始治疗后，患者应当以一定的频率进行随访，以评估食管癌治疗后癌症是否复发。一般来说，定期随访检查可能包括门诊体格检查、血常规、血生化、肿瘤指标、CT、上消化道内镜检查等。与此同时，要严格遵守医嘱，进行长期药物等治疗，如果治疗期间出现任何副作用或其他问题，也应在随访时和医生说明，从而调整治疗方案。除了专业的随访复查以外，家人或患者自己对食管癌相关症状的监测也很重要，一旦再次发现吞咽困难等症状，可能意味着癌症已经复发，那么请及时就诊以寻求专业的治疗。如果确认癌症复发或扩散，可能需要再次进行放疗、化疗或其他治疗以帮助改善症状。

食管癌预后怎么样

很多人谈癌色变，认为一旦得了癌症，就等于数着日子过了，但事实果真如此吗？其实，随着现代医疗手段的进步，很多癌症已经有了治愈的可能。看癌症是否治愈，可以用5年为时间界限，如果在此期间没有恶化表现，那么肿瘤复发和转移的可能性就很小，可以称为治愈。对于食管癌而言，有时候所谓的治愈并不算奢望，如果癌症在早期阶段被发现、属于恶化程度比较低的类型，那么治愈的可能性非常大，生存期也将极大地提高。而食管癌的治愈，离不开患者本身良好的心理素质、营养支持和合理的治疗方案。因此，即使厄运降临，也不要马上悲观消极，而应尽量保持乐观的心态，积极配合医生的治疗，以期达到最好的预后。

中药对食管癌治疗有用吗

前面已经介绍过，食管癌治疗是以手术、放化疗为主的综合治疗。那么中药在此过程能否起助益作用呢？答案是肯定的，中医治疗也是食管癌治疗的一部分，尤其对于晚期食管癌。中医以"整体观念、辨证论治"为原则，治疗包括中成药、汤剂等，可以在一定程度上减轻食管癌症状，提高生存质量。譬如对胸闷者可疏肝理气，对阴枯阳衰者可滋阴补阳、益气养血，这些都可以作为西医治疗的补充手段。

值得注意的是，中药无法根治肿瘤，相反，多数时候只能起到缓解症状甚至仅仅安慰剂的作用，所以如果听到市面上有人号称"有奇效""药到病除"甚至"包治百病"云云，还需提高警惕，勿要轻易上当。

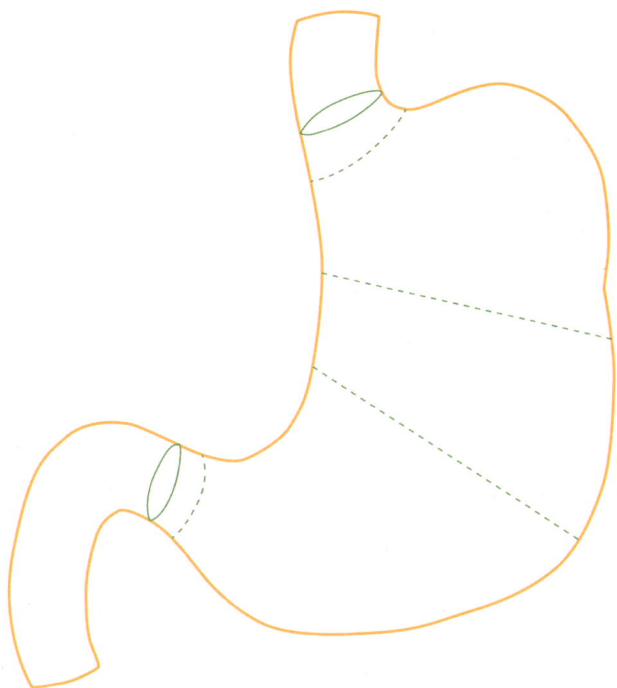

选择易消化的食物，少食多餐

选择低脂、清淡、质软的饮食

避免辛辣、寒凉等刺激性食物

规律饮食，少吃腌熏制品

胃癌

胃分几部分，功能各是什么

我们吃下的食物通过口腔和食管，抵达的第一个"驿站"就是胃，人们通常调侃食量大的人为"大胃王"，正反映了胃的容纳功能。除去胃的入口（贲门）及出口（幽门），胃从上至下可分成贲门胃底区、胃体和幽门胃窦区3个部分。其中，胃窦和胃体是容纳食物的主要部分，空腹时胃内容积仅约50ml，但随着进食量增加，容积可疯狂增长至1~1.5L（20~30倍）。胃底、胃体在机械和化学消化中也发挥重要作用，其内部有很多皱襞，对食物进行碾磨，形成糊状的食糜，同时还可分泌胃酸和胃蛋白酶，保持胃腔内的酸度，一方面帮助食物消化，一方面杀灭病菌。

胃内强酸性环境为什么不会损伤自己？这还要归功于胃窦分泌的碱性黏液，在食糜和胃壁间形成保护层，减少酸性物质对胃黏膜的直接损伤。胃窦将食糜反复推向远端幽门，将食糜与消化液充分混合，食糜在"驿站"短暂逗留2~3小时后最终前往小肠。

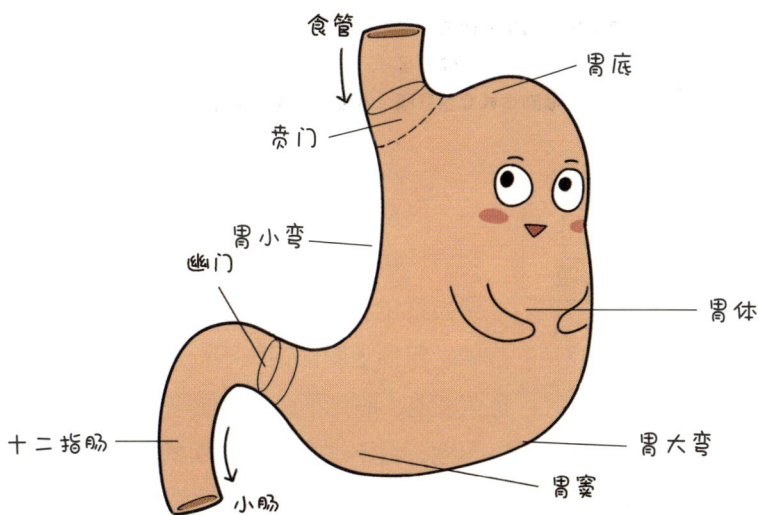

什么是胃癌

胃癌是起源于胃黏膜上皮的恶性肿瘤，发病率高居全球恶性肿瘤第4位。

在我国，由于幽门螺杆菌感染及饮食习惯等因素，胃癌发病率高于西方国家，每年约有70万新发病例。

根据肿瘤侵犯正常组织的深度可将胃癌分成早期胃癌和进展期胃癌，两者的治疗方式及疗效存在较大不同。早期胃癌肿瘤细胞局限于胃壁黏膜层及黏膜下层，进展期胃癌侵犯黏膜肌层及以外。

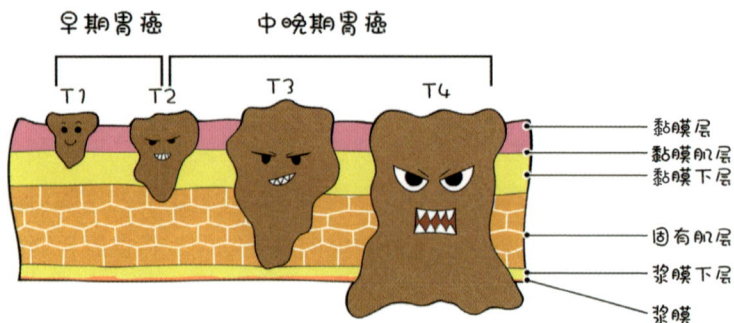

T1：肿瘤局限于黏膜层及黏膜下层内
T2：肿瘤局限于固有肌层内
T3：肿瘤局限于浆膜下层
T4：肿瘤到达或穿透浆膜，或者发生其他脏器转移

早期胃癌能通过症状尽早发现吗

很遗憾，早期胃癌70%以上无明显症状，或症状并不典型，因此不易被察觉。随着病情的进展，可逐渐出现类似胃炎或胃溃疡的症状，包括上腹部饱胀不适或隐痛、反酸、嗳气、恶心、呕吐、食欲减退、消化不良、黑便等。

因此出现消化道不适≠胃癌，且不适多由良性疾病所致。没有消化道不适的高危险人群也不能排除胃癌。早期胃癌很难通过症状早期发现，如果不进行筛查，胃癌发现时多数已处于进展期，治疗效果欠佳，那什么时候应该到医院进行胃癌筛查呢？下文会给出解答。

胃癌有哪些高危因素

除去高龄、男性、东亚人群及遗传性因素这些无法选择、不可改变的胃癌危险因素，胃癌的发生还和一些生活习惯密切相关，比如共餐、吸烟、饮食不规律、偏爱高盐及腌制食品等。

吸烟是否与胃癌相关

烟草入肺不入胃，吸烟看似与消化道肿瘤没有直接关联，但目前已有大量的研究证实，吸烟时间越长、量越大，胃癌发病风险越高。烟草中本身就有数十种致癌物质，有害物质随唾液吞咽进入胃部直接损伤胃黏膜，或引起胃黏膜血管收缩，增加胃酸、胃蛋白酶分泌，从而加重胃黏膜损伤风险。

由于社会在不断地进步，人们的生活压力越来越高，三餐不定几乎成了家常便饭，然而饮食不规律的人发生胃癌的风险是正常人群的1.3倍，经常生气时进食或喜欢吃烫食的人群发生胃癌的风险分别增加了1.5倍和4.22倍。如果上述因素协同作用，则患胃癌的相对危险性更高。胃是一个习惯遵守"时间表"的器官，胃液的分泌在一天中存在生理性的高峰和低谷，以便于及时消化食物。胃酸和胃蛋白酶如果没有食物中和，就会消化胃黏膜本身，对胃黏膜造成损害。饥一顿，饱一顿，经常不吃早餐，有时又暴饮暴食，加之生活无规律，让胃癌发病有了"良好"的土壤。

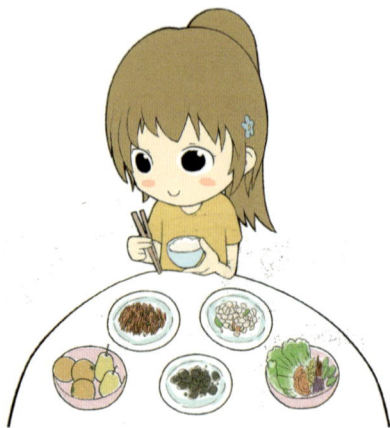

生活中一些腌熏制品在制作过程中往往都含有大量亚硝酸盐，这种物质极易形成亚硝胺，在胃中直接诱发肿瘤，这也是沿海地区胃癌高发的原因。高盐饮食的危害同样不能忽视，高浓度的盐类成分会破坏胃黏膜屏障，导致慢性的黏膜炎症和损伤，甚至直接破坏黏膜上皮细胞诱导黏膜糜烂和变性。

增加蔬果摄入降低胃癌风险有何依据

合理的饮食搭配可以有效降低胃癌的发病风险，每天摄入水果、非淀粉类蔬菜（尤其是葱蒜类）可以为人体提供充足的黄酮醇和有机硫化物等抗癌物质，同时存在抗幽门螺杆菌的作用。

胃癌是否会遗传

胃癌的发生存在一定的遗传倾向，父母患病则后代胃癌发病率明显升高，部分基因突变是这一现象的原因之一。但胃癌遗传不是绝对的，并非父母患胃癌自己也会出现同样状况，家族史只是胃癌的危险因素。胃癌的家族聚集也和前文提到的家庭饮食、生活习惯及幽门螺杆菌感染密切相关，在我国由于多数家庭未采用分餐制，家庭中密切接触、暴露于共同的传染源再加上共同的生活习惯可能促进家庭成员间的相互感染，加重了家庭内部胃癌发病的风险。因此有胃癌家族史的幽门螺杆菌检测阳性的患者应在临床医生的指导下进行药物根治，降低胃癌发病的风险。

哪些人应该进行胃癌筛查

在我国由于早期胃癌筛查工作起步较晚，多数胃癌发现时已处于进展期，总体治疗效果欠佳。而可以根治的早期胃癌比例<10%，远低于我们的近邻——日本（70%）和韩国（50%），因此胃癌筛查目标人群应规律进行检查。

我国40岁以上人群胃癌发生率显著上升，因此，对于年龄≥40岁，且满足胃癌高发地区人群，幽门螺杆菌感染，既往胃病病史，胃癌患者一级亲属及其他上文提到的胃癌危险因素中任意一项，均为胃癌筛查的目标人群。对于年龄<40岁，但存在消化道出血、持续呕吐、消瘦、吞咽困难、吞咽痛、腹部肿块等报警症状的人群也应进行胃癌筛查。

约半数胃癌患者可无报警症状，早期胃癌一般无临床不适，因此不应因为没有"典型"症状而忽略了胃癌筛查。

胃癌筛查主要做哪些检查

目前胃癌的筛查分为抽血化验和胃镜筛查。其中抽血化验主要是血清胃蛋白酶原、胃泌素-17和幽门螺杆菌感染的检测。大家所熟知的肿瘤标记物包括癌胚抗原（CEA）、CA19-9、CA12-5、CA24-2、CA72-4等，在胃癌中阳性率均<30%，通常不作为胃癌筛查的方法。根据抽血化验的结果临床医师会进一步划分胃癌发病的风险，不同风险的人群有不同的电子胃镜精查（染色+放大+病理）方案。

什么是放大染色胃镜

通常胃平坦型病变或微小病变在普通内镜下难以发现，可能仅表现为黏膜发红、发白或血管网消失等，普

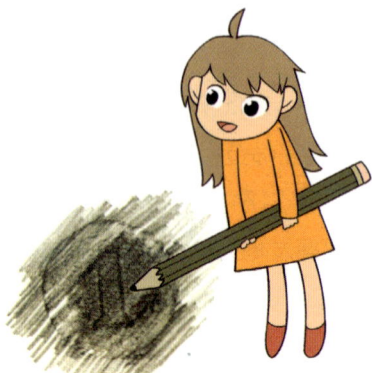

通胃镜下较易漏诊，因此现在针对胃癌筛查目标人群多采用放大染色胃镜检查，利用靛胭脂染液染色再放大对胃黏膜进行观察。

就好比白纸盖在一枚硬币上，我们无法透过白纸看到硬币，但如果用铅笔在硬币上方的白纸描绘，再利用放大镜，我们就能清晰的观察到白纸下硬币的纹理。放大染色胃镜通过对胃黏膜染色后进行放大观察，放大倍率可达60～170倍，可清晰显示胃黏膜腺管开口和微血管等微细结构的改变，引导靶向活检，避免普通胃镜引导下黏膜活检的随机性，从而提高早期胃癌及癌前病变的诊断率。

腺管开口对于早期胃癌筛查有何意义

近年来，随着放大染色胃镜的应用，检测胃黏膜微小病变已经变成了可能，目前胃镜下检出直径1～2mm超微小病变已越来越多，尤其是腺管开口的分型和鉴别，可以协助内镜医师在活检病理前更好地评估病变性质，初步判断病变是否存在异常增生及恶变倾向。

胃蛋白酶原为什么可以用来筛查胃癌

胃蛋白酶原（PG）是反应胃底腺黏膜外分泌功能的良好指标，被称为"血清学活检"，即通过血清学检测就可以初步判断胃底腺黏膜状态。当胃底腺黏膜发生萎缩时，胃蛋白酶原（PG）Ⅰ和PGR（PGⅠ与PGⅡ的比值）水平降低。因此胃蛋白酶原可以用作胃黏膜功能评估及胃癌筛查的常用抽血化验指标。

胃泌素 -17 是什么，如何用于胃癌筛查

胃泌素-17（G-17）由胃窦黏膜细胞合成和分泌，是反映胃窦内分泌功能的敏感性指标，可以提示胃窦黏膜萎缩状况及是否存在异常增殖。G-17在胃癌发生、发展过程中具有促进作用，当血清中G-17水平升高，胃癌的发生风险也显著增加，因此胃泌素-17可以用来评估胃窦黏膜功能及进行胃癌早期筛查。

幽门螺杆菌感染与胃癌有关吗

幽门螺杆菌感染是胃黏膜癌变的罪魁祸首，约90%的非贲门部胃癌的发生与幽门螺杆菌相关，且其他环境因素及遗传因素在癌变中的作用均不及幽门螺杆菌感染造成的威胁大。因此根除幽门螺杆菌是目前预防胃癌最重要的可控因素，在胃黏膜萎缩和（或）肠上皮化生发生前防患于未然，可以有效降低胃癌的发生风险，胃癌筛查高危且合并幽门螺杆菌感染的人群应接受根治术预防癌变。

哪些方法可以查幽门螺杆菌

幽门螺杆菌检测分为侵入性和非侵入性检测两类。侵入性检测即在胃镜检查时留取黏膜组织进行尿素酶检测、幽门螺杆菌培养或病理检测；非侵入性检测的方法有很多，包括^{13}C或^{14}C呼气试验，抽血化验血清中的幽门螺杆菌抗体以及粪便内幽门螺杆菌抗原检测等。

哪种非侵入性方法检测幽门螺杆菌更靠谱

^{13}C或^{14}C呼气试验即碳13或碳14标记的尿素酶呼气试验，采用在空腹状态下呼气的方法检测幽门螺杆菌，简单无创快速，是目前接受程度最高的检测方法，只需要吹一口气即可得到检测结果，但本方法检测得到的幽门螺杆菌阳性中有极少一部分并无幽门螺杆菌感染。

抽血化验血清中的幽门螺杆菌抗体也是一种便捷的非侵入性检测方法，但这种方法无法判断是既往曾经存在幽门螺杆菌感染还是目前仍存在现症感染，因此无法通过结果判断是否需要治疗，具有一定的局限性。

粪便内幽门螺杆菌抗原检测，是一种安全、简便、准确率高的检测方法，但目前绝大多数医院尚未开展此项检查。

因此，目前较多采用的方法是通过尿素酶呼气实验检测幽门螺杆菌感染。

幽门螺杆菌感染需要治疗吗

由于我国幽门螺杆菌感染率高，且根除幽门螺杆菌需要联合用药方案，抗生素具有一定的副作用，因此，并不是所有的幽门螺杆菌都需要治疗。是否根除幽门螺杆菌需要专业消化科医生评估后决定，主要是看是否患有与幽门螺杆菌相关的疾病。

需要根除幽门螺杆菌的适应证包括：①消化性溃疡，不论是否处于活动期、是否存在并发症，都应该根除幽门螺杆菌，这样才能促进溃疡愈合和明显降低复发率。②胃黏膜相关淋巴组织淋巴瘤。这是一种少见的胃恶性肿瘤，该病也必须根除。③慢性胃炎伴消化不良症状。④慢性胃炎伴胃黏膜萎缩或糜烂。⑤早期胃肿瘤已行内镜下切除或手术胃次全切除。⑥长期服用质子泵抑制剂（PPI）。⑦胃癌家族史。⑧计划长期服用非甾体抗炎药（包括低剂量的阿司匹林）。⑨其他疾病，如不明原因的缺铁性贫血、特发性血小板减少性紫癜、淋巴细胞性胃炎、增生性胃息肉等。⑩个人要求治疗。该种情况下，治疗前应经过医生严格评估，年龄＜40岁，没有报警症状（包括消化道出血、持续呕吐、消瘦、吞咽困难、吞咽痛、腹部肿块等）者，支持根除幽门螺杆菌。但年龄≥40岁或有报警症状者则不支持直接根除幽门螺杆菌，而是一定要先行胃镜检查，以排除肿瘤等严重疾病的可能。

为什么胃镜没有"黏膜正常"的报告

长期慢性刺激　慢性炎症　食物的刺激

经常有人疑惑，为什么从来看不到"黏膜正常"的胃镜诊断报告？看到最轻微的病变就是慢性浅表性胃炎或慢性非萎缩性胃炎。胃的主要功能是容纳消化，每天需要接受各种食物的刺激，在长期的慢性刺激下，成人胃黏膜均存在着慢性炎症。尽管胃镜检查时没有发现胃黏膜有病变，但如果我们取一小块胃黏膜组织在显微镜下观察，都会有慢性炎症的表现。因此胃镜报告中没有正常胃黏膜的诊断，慢性浅表性胃炎或慢性非萎缩性胃炎一般就是正常的胃镜报告，不需要特殊的治疗。有时可以根据相应的不适症状给以对症治疗。

萎缩性胃炎一定会有癌变吗

内镜检查病理　　肠上皮异型增生

注意饮食　　药物控制炎症发展

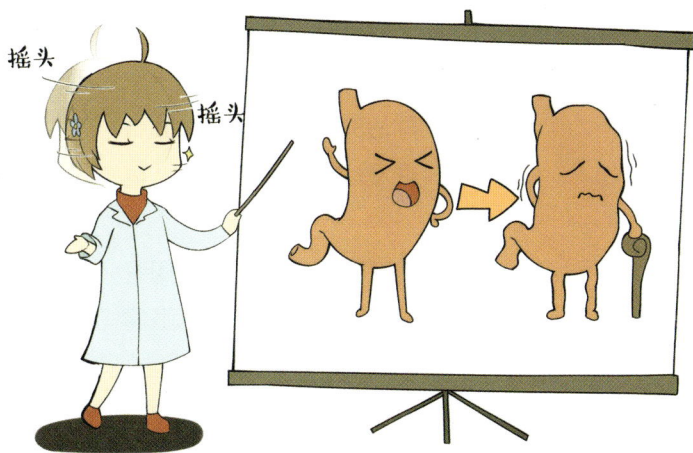

慢性萎缩性胃炎与年龄密切相关，老年人患慢性萎缩性胃炎的较为常见。慢性萎缩性胃炎的癌变过程尚在研究中，目前认为对于慢性萎缩性胃炎会不会癌变这个问题，一般是看肠上皮化生的种类。萎缩性胃炎是癌前病变，准确地说是肠上皮异常增生才是癌前病变，临床上可以直接通过内镜检查病理来观察异型增生的程度。如果萎缩性胃炎肠上皮异常增生特别严重的话，通过胃镜就可以直接看到，从而将异型增生的组织直接切除就好，无需外科手术和化疗就可以完成这个过程。如果肠上皮异常增生不严重，注意饮食，药物控制炎症发展，是可以逆转的，所以说萎缩性胃炎的癌变是可以预防和治疗的。

摇头

摇头

什么是肠上皮化生，一定会有癌变吗

胃黏膜『老化』

不定期复查胃镜

在人体衰老的过程中，重要脏器也在一点点老化，肠上皮化生就是胃黏膜"老化"的一种表现。肠上皮化生是指胃黏膜部分或全部由肠上皮腺体替代。一般50岁以上轻度肠上皮化生的意义不大，不必过度紧张，根据情况不定期复查胃镜就好。然而如果胃黏膜"老化"的速度明显高于人体正常老化速度，则需要高度谨慎，慢性萎缩性胃炎伴有中重度肠化者有一定癌变风险。所以根据患者的症状，一般建议重度萎缩性胃炎伴有重度肠化的患者每年复查内镜和病理组织学随访。

什么是胃息肉

增生性息肉

炎性息肉

胃底腺息肉

胃息肉是起源于胃黏膜突向胃腔的隆起性病变，随着胃镜检查的普及，发现胃息肉的比率逐年升高。根据息肉切除后的病理可分成胃底腺息肉、增生性息肉、炎性息肉及腺瘤性息肉，其中胃底腺息肉最多。

同样是突向腔内的隆起性病变，结直肠息肉根据病理分为腺瘤样息肉和非腺瘤样息肉（炎性息肉、增生性息肉）。值得一提的是大多数胃息肉没有癌变倾向，而结直肠息肉则是结直肠癌重要的癌前病变，需要长期随访及治疗。

哪些息肉需要处理

毕竟息肉是胃壁上长出的新生物，看到胃镜报告发现息肉一枚难免忧心忡忡。目前研究推荐，对大于5mm的息肉进行钳夹活检明确病理类型，以排除不典型增生或癌变。病理为腺瘤样息肉或增生性息肉，应在临床医师的指导下进一步治疗、切除。如果看到是散发性的胃底腺息肉或炎性息肉可是皆大欢喜的好消息，因为此类息肉无明确癌变风险，如果没有明确临床不适症状是无需任何治疗的。

胃底腺息肉会癌变吗

胃底腺息肉是最常见的胃息肉病变病理类型，也是息肉的胃镜报告中最常见到的诊断。胃底腺息肉可分为散发型和家族性腺瘤性息肉综合征。散发型胃底腺息肉直径通常小于1cm，且大多数位于胃底和胃体，几乎都是胃镜检查时偶然发现，目前学界认为此类息肉几乎没有癌变的倾向。

胃、十二指肠溃疡会癌变吗

胃溃疡是胃癌的癌前病变，癌变率为1%～3%，从慢性胃溃疡发展到进展期胃癌通常要2～7年不等。三餐不规律、偏好腌制饮食也是胃溃疡癌变的高危因素。因此对于中年以上，长期胃溃疡迁延不愈，出现近期疼痛的节律性消失、食欲减退、体重下降、呕血或便血时，要警惕癌变的可能，应行胃镜检查取活检进一步明确。

相比而言，十二指肠溃疡出现癌变的情况极其罕见，存在十二指肠溃疡病的患者无需过度担心溃疡出现癌变。

胃癌的治疗方法有哪些

胃癌的治疗采用综合治疗（内镜治疗、手术治疗、放疗、化疗）的原则，根据分期不同制定不同的治疗方案。

对于无淋巴结转移的早期胃癌，可根据肿瘤浸润侵犯的深度采用消化内镜下治疗或手术治疗，术后无需放、化疗等辅助治疗。

对于局部进展期胃癌（侵犯黏膜肌层）或伴有淋巴结转移的早期胃癌，根据胃癌的分期可选用直接行根治性手术或术前新辅助化疗后再行根治性手术，术后根据病理分期制定辅助放化疗方案。

对于复发或远处转移性胃癌，手术治疗已经无法解决问题，应当采用以药物治疗为主的综合治疗，同时加强营养补充等支持治疗。

胃癌能治愈吗

手术+放化疗

姑息治疗

胃癌总体治愈率低，究其原因主要是胃癌无明显特征性临床表现，许多胃癌在诊断时已经是晚期，失去了最佳治疗时机。但如果规律筛查并诊断及时，大部分早期胃癌通过消化内镜即可获得根治性治疗，10年生存率高达90%。相比而言，进展期胃癌由于存在淋巴结或远处转移，需要手术+放化疗辅助治疗，部分失去手术机会的患者只能采用姑息治疗，因而总体来说进展期胃癌5年生存率不足30%。

什么叫黏膜 / 黏膜下切除

内镜下黏膜切除术（EMR）和黏膜下剥离术（ESD）是目前消化内镜下治疗早期胃癌及癌前病变的主要方式，与传统的外科手术相比，内镜治疗有创伤小、体表无手术伤口、费用低、术后并发症少等诸多优点。

内镜下黏膜切除术（EMR）可大致分为两种基本类型：非吸引法和吸引法。其中非吸引法主要为内镜下在病灶基部周围边缘黏膜下注射生理盐水或肾上腺素盐水，使黏膜下层和黏膜层分离，从而套扎后电凝切除，这种方法操作简单，但部分平坦型的病灶很难套扎完全，从而存在切除不全及局部复发等风险。吸引法，顾名思义是利用负压将病灶吸入透明帽内从而将其揪起，在病灶根部进行电切或套扎，但由于透明帽大小限制，能切除的病变大小仍然有限。

内镜黏膜下剥离术（ESD）是近些年发展起来的新技术，通过黏膜下反复注射肾上腺素盐水、分离，将病灶处黏膜层、黏膜下层与更下方的黏膜肌层完全分离，从而将病灶大块、完整地切除。

EMR 和 ESD 有什么区别

外行人可能摸不清头脑，觉得EMR和ESD好像没什么区别。其实要理解EMR和ESD的关键不同，还得先说说消化道黏膜的结构。消化道上皮组织一般从内到外分为黏膜层、黏膜下层、肌层、浆膜层，从命名上不难推测EMR和ESD的操作位置不同。EMR可以简单理解为切除黏膜层，而ESD可以做到从黏膜下层分离病变组织，从而切除包括黏膜层在内的所有组织，其切除深度胜于EMR，更好地实现较大块肿瘤的完全切除，减少了复发风险，不过该技术要求更高的技巧和更长的操作时间。因此EMR和ESD的适应证有所不同，譬如直径＜2cm的病灶可采用EMR，直径＞2cm的病灶则大多数推荐ESD治疗。

胃镜下黏膜活检或切除不打麻药会疼吗

胃黏膜层上皮细胞无感觉神经分布，因此胃黏膜活检或切除就像剪指甲、剪头发一样，不会有疼痛的感觉。胃镜下操作不适的感觉主要为咽喉部黏膜的刺激，内镜通过咽部或长时间刺激咽喉部黏膜都可能会出现恶心难受等不适，甚至因为迷走神经兴奋引发头晕、心慌、大汗等全身不适症状。因此对于预计内镜时间超过45分钟的操作，都会常规麻醉。

胃镜下切除术后该如何饮食

常规胃镜检查后一般在2小时左右就可以正常进食，主要是在检查前口含的局部麻药影响吞咽时的协调性，过早进食或进水会发生呛咳。完成肠镜检查后当天基本可恢复日常饮食。如行内镜下活检，或其他治疗，如息肉切除、止血等，或者发现了病变，如溃疡病、血管出血等，要严格执行医师检查后嘱托，如何时开始进食、复诊，如何观察检查后并发症及应对策略。息肉切除后的患者，需要多休息、减少活动，进少渣流食3~5天（如牛奶、藕粉、稀粥、烂面条等）。检查后如出现腹胀、轻微腹痛，适当活动排气后通常可以减轻。若检查后出现剧烈腹痛、呕血、便血或发热等明显不适症状，请及时到急诊就诊，并向接诊医师说明当天的内镜诊治情况。

胃大部切除后的患者如何饮食护理

尽量选择易消化的食物，少食多餐，根据吸收情况逐渐增加饮食中的质和量。通常以每日4~6餐为宜，每餐以胃手术前的1/3～1/4量为度，晚餐应该更少些，保证残胃有充分排空休息时间。选择低脂、清淡、质软的饮食，避免辛辣、寒凉等刺激性食物。宜供给高蛋白、高能量、低碳水化合物、少渣、易消化的食物。少用单糖及双糖，预防诱发倾倒综合征。此外，进食后平卧30分钟左右，对防止倾倒综合征的发生有好处。胃切除术后的患者还应注意在膳食中适当添加富含钙和维生素D的食物。在烹调方法上应注意尽可能采用煮、烩、蒸、炖等烹调方式，而不要采用凉拌、油炸、生煎等方法，以利于食物消化吸收。

胃癌可以使用靶向治疗吗

靶向药物是根据癌变组织基因突变情况，针对特定突变阳性基因的治疗。一把钥匙开一把锁，只有癌变组织上有这把"锁芯"，我们才能用现有的靶向药物——钥匙去解锁。只有一部分胃癌存在靶向突变，针对这部分胃癌才可以进行后续的靶向治疗。由于胃癌的异质性较强，单纯靶向药物敏感性相对也较差，即有些肿瘤细胞存在靶向治疗的"锁芯"，其余肿瘤细胞不存在治疗的靶点，因而癌变组织还会继续进展。

中医调理对胃癌治疗有用吗

中医药的治疗在胃癌术后的辅助治疗中可能带来潜在获益，包括促进胃肠道功能恢复，提高机体自身免疫能力，减轻化疗造成的胃肠道不良反应等。在不能接受手术治疗及放、化疗的时候，中医药治疗可能会起到抑制肿瘤细胞生长的作用，但手术治疗及辅助放化疗仍是胃癌首选的治疗方案。

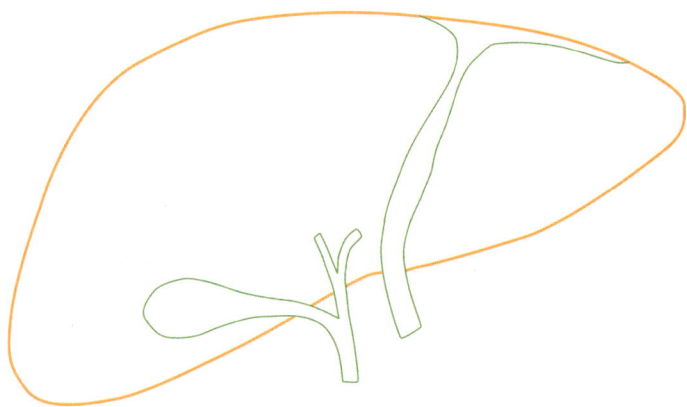

避免饮酒过量，特别是高度数酒

不吃发霉的食物

健康饮食，适量运动

预防肝炎

肝癌

什么是原发性肝癌

原发性肝癌是指起源于肝脏上皮组织的恶性肿瘤，包括肝细胞肝癌、肝内胆管细胞癌及混合性肝癌。肝癌可以表现为单个的巨块型，也可以表现为多发的大结节或小结节。肝癌是目前我国第四位常见的恶性肿瘤，第三位的肿瘤致死病因，其中最常见的类型为肝细胞肝癌。我国肝癌患者的年龄多见于40～50岁，男女比为4∶1左右，东南沿海地区的发病率较高。

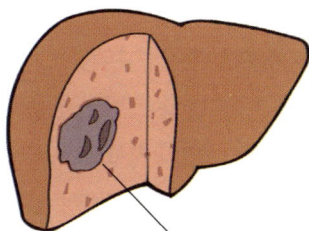

单个巨块型肝癌

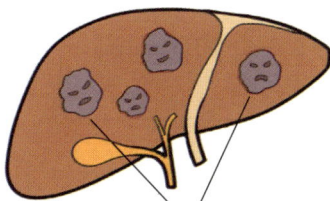

多发性肝癌

除了原发性肝癌，肝脏肿瘤还包括哪些

肿瘤是良、恶性肿瘤的统称，肝脏肿瘤同样包括良性肿瘤及恶性肿瘤。肝脏良性肿瘤有很多种，包括肝细胞腺瘤、局部结节性增生、血管瘤等。肝脏的恶性肿瘤分为原发和继发两大类，原发性肝脏恶性肿瘤包括肝细胞肝癌、胆管细胞癌等。继发性肝脏恶性肿瘤也可以称为转移性肝癌，指全身的恶性肿瘤侵犯至肝脏。

转移性肝癌，又称为肝脏继发性肿瘤，是指身体其他部位的恶性肿瘤侵犯或转移至肝脏。最常见的是胃肠道的肿瘤转移至肝脏，其他的也有来源于乳腺、肺、卵巢、子宫等器官的原发恶性肿瘤。肝脏血供丰富，血管发达，为起源于其他器官的恶性肿瘤提供了转移途径，也为转移癌的生长和繁殖提供了条件。肿瘤发生肝脏转移常常提示预后会很差，但是经过医生评估后的一些转移癌可以经手术切除或介入治疗。

肝癌通常先发生肝内转移，后出现肝外转移。肝内转移指肝癌细胞侵犯肝内静脉血管，在肝内播散形成多个病灶。肝癌的远处转移可以转移至肺、骨骼、脑等部位，也可以在腹腔内转移至腹膜、膈、胸腔等部位。

肝癌高危人群包括以下几部分人群：慢性肝炎患者、长期酗酒人群、非酒精性脂肪性肝炎患者、食用被黄曲霉污染的食物的人群、肝硬化患者、有肝癌家族史的人群。

慢性肝炎患者：乙型肝炎病毒和丙型肝炎病毒与肝癌的发生关系密切。我国肝癌患者中约90%有乙型肝炎感染病史。丙型肝炎病毒是发达国家肝癌发生的重要原因。

黄曲霉毒素：是一种已经被证实的致癌物。霉变的玉米、花生、高粱中可能含有较多的黄曲霉毒素，应避免食用。

有肝癌家族史：肝癌的发生具有明显的家族倾向，因此如果父母或兄弟姐妹中有患肝癌的人，自己应定期监测身体情况。

什么是"肝癌三部曲"

肝炎——肝硬化——肝癌，被称为"肝癌三部曲"。慢性肝炎导致的肝硬化是肝癌发病的基础，乙肝及丙肝感染为主要危险因素。我国约有9000万人是乙肝病毒携带者，其中2800万人为慢性乙肝患者。乙肝大国使得我国成了肝癌大国。

什么是病毒性肝炎

病毒性肝炎是一组由肝炎病毒引起的以肝脏病变为主的传染性疾病。肝炎病毒分为5大类，分别称为甲、乙、丙、丁、戊型肝炎病毒。5种肝炎病毒特性不同，造成的疾病表现及传播方式也有所不同。甲型和戊型肝炎病毒经粪口途径传播，多表现为急性过程，患者可有恶心、呕吐、厌食、发热、腹痛、黄疸等症状。多数患者可自行恢复，仅需对症进行治疗。乙型和丙型肝炎病毒多经血液传播，可表现为急性过程并自行恢复，也有部分患者会转为慢性炎症，病情长期反复，肝功能不断受损，最终导致肝硬化和肝癌。丁型肝炎在乙型肝炎基础上才会发生。

如何预防乙肝病毒感染

乙肝病毒的传播途径为血液传播、性传播和母婴传播。预防乙肝传染最积极主动的办法就是接种乙肝疫苗。

预防血液传播需要做到慎重输注血液制品，不与他人共用注射器、针头等物品。预防性传播的时候，配偶应尽早注射乙肝疫苗以产生保护性抗体，然后可以过正常性生活。性生活时最好使用避孕套，防止将乙肝病毒传染给配偶。女性在妊娠前患有乙肝的话，应采取新生儿注射乙肝疫苗和高效价乙肝免疫球蛋白联合免疫进行母婴阻断，同时要降低母血乙肝病毒载量。

日常工作和生活接触，如同一办公室工作、共用办公用品、握手、拥抱、同住一宿舍、同一餐厅用餐、共用厕所等无血液及黏膜破损暴露的接触，一般不会传染乙肝病毒。经吸血昆虫（蚊、臭虫等）传播也未被证实。

脂肪肝会导致肝癌吗

脂肪肝到肝癌分为四步，脂肪肝→非酒精性脂肪性肝炎→肝硬化→肝癌。脂肪肝患者并发肝硬化、肝癌的概率是正常人的150倍。

很多人体检时会通过B超检查查出脂肪肝，但是B超不能准确判断脂肪肝的严重程度。脂肪肝的严重程度需要进行进一步检查，请专业大夫判断，并制定治疗方法。轻度脂肪肝是可逆的，一般而言通过健康饮食和运动，适当减重，可以减少肝脏内脂肪的沉积、减轻炎症改变。

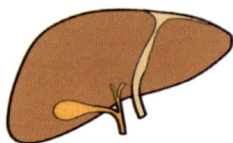
正常肝脏

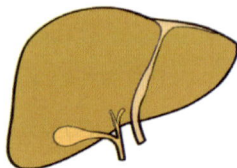
脂肪肝

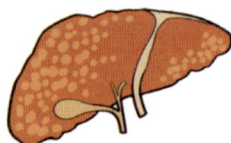
肝硬化

为什么长期饮酒会导致肝癌的发生

长期饮酒　肝脏损害

酒精进入人体后，主要依靠肝脏进行代谢。但肝脏在代谢酒精的过程中会产生人体自身不能完全清除的氧化剂、超氧化物等物质，会对肝脏造成损伤。长期饮酒或过量饮酒，特别是高度数酒，就会使肝细胞反复发生脂肪变性、坏死和再生，导致肝硬化，最终进展为肝癌。凡是含有酒精的饮料均会导致肝脏损害，包括红酒、药酒。

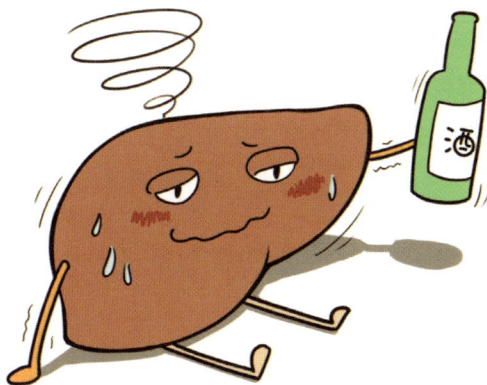

服用药物会导致肝癌吗

许多药物都可以诱发肝损伤，大概每1万~10万例处方药使用者中有10~15例会发生药物性肝损伤。急性药物性肝损伤可以表现为肝功能检查结果异常、不适、低热、厌食、恶心、呕吐、右上腹疼痛、黄疸、无胆色粪或深色尿，严重者可发生急性肝衰竭。5%~10%的急性药物性肝损伤患者可进展为慢性，最终可发展为肝硬化，其中一部分人可能发生肝癌。治疗药物性肝损伤最重要的手段是停用目前服用的药物，并于医院就诊。

可能导致肝损伤的药物种类非常多，因此大家也不能擅自服用"护肝"药物。对于服用中草药的患者，需要注意方剂或中成药里是否含有马兜铃酸这种成分。目前研究认为马兜铃酸不仅有明确的肾毒性，还可以诱发肝癌。

肝硬化会导致肝癌吗

肝癌的发病是多因素、多步骤复杂的综合过程，受到多种因素影响。肝癌多发生于乙型肝炎、丙型肝炎导致的结节性肝硬化，大量统计数据表明，约70%的原发性肝癌发生在肝硬化基础上。因此肝硬化患者应定期体检，每3~6个月复查肝脏B超、肝功能、血常规、甲胎蛋白等。

如何预防肝癌

大家可以通过注射乙肝疫苗、不吃发霉的食物、良好的生活方式、定期检查来预防及筛查肝癌。

目前感染乙肝后，还没有彻底的根治方法。预防肝炎是预防肝癌最重要的措施之一。乙肝病毒的传播方式有血液、性、母婴三条途径。除了注意使用血制品、不与他人共用剃须刀、牙刷及有保护的性行为等以外，接种乙肝疫苗是最为简便有效的预防方法。

特殊的饮食习惯是否能增加肝癌的患病风险，目前还没有绝对的结论。但发霉食物中的黄曲霉素是促发肝癌的重要因素之一。不可食用霉变的食物，如变质的玉米、花生、瓜子等。生活中还应减少亚硝酸盐的摄入，以及戒烟、戒酒。有的研究还发现，吃蔬菜和鱼肉、引用咖啡可以降低肝癌的发病风险，但是具体的原因还不知道。

假如家族中有肿瘤病史，那么家族其他成员除了做到前面所说的基本预防（预防肝炎、不吃霉变食物等）以外，还应该做到定期体检。

肝癌有哪些表现

早期肝癌可能没有任何症状，诊断较为困难，少数患者可能表现为上腹胀痛、乏力、食欲不振等慢性基础肝病的症状。

而对于大多数患者，一旦出现症状则可能已经发展至中晚期肝癌。中晚期肝癌可以表现为：①右上腹疼痛，常为右上腹或剑突下间歇或持续性隐痛、钝痛或胀痛，并随病情发展逐渐加剧。肝包膜下肝癌破裂出血后可以引起突发的剧烈腹痛和腹膜刺激征。②食欲减退、恶心呕吐、餐后饱胀感等，没有特异性的消化道症状。③发热，多为37.5～38℃的持续性低热。④消瘦、乏力。⑤晚期可出现皮肤巩膜黄染，牙龈、鼻出血及皮下瘀斑，消化道出血、肝性脑病及肝功能衰竭等。⑥副肿瘤综合征。

如何筛查肝癌

血清甲胎蛋白（AFP）和肝脏超声检查是早期筛查的主要手段。这两个项目一般都包含在常规体检中。高危人群应每隔6个月至少进行一次筛查。

如何判断是否患上肝癌

在常规体检中，可以检查肝功能、乙肝、丙肝的抗原或抗体、肿瘤标志物以及腹部彩超。

肝功能化验中各种转氨酶及胆红素数值提示可能存在肝细胞的病变，但是产生肝细胞病变的原因有多种。白蛋白降低提示可能存在肝功能异常。

乙肝、丙肝抗原抗体的检查可以提示是否感染了病毒性肝炎。

肿瘤标志物中最能够提示肝癌的是甲胎蛋白，即AFP。虽然单纯AFP升高不能用于诊断肝癌，但是当AFP升高达几百μg/L时，一定要引起注意，需要进一步检查。

腹部彩超可以直观看到肝脏内是否存在占位性病变。

当常规体检中的项目提示有患肝癌的可能性时，需要到医院进行下一步检查，其中最常见的为腹部CT和腹部核磁共振成像。

甲胎蛋白升高一定是患上肝癌吗

正常情况下，妊娠期胎儿的肝脏及卵黄囊可以产生甲胎蛋白（AFP）。在病理状态下，除了肝癌，AFP升高还可以见于睾丸或卵巢的肿瘤及其他肿瘤，如胃癌。肝病中，病毒性肝炎及丙肝导致的肝硬化也可以导致血清AFP升高。因此，虽然血清AFP是诊断肝癌的重要标志物，但其升高不代表一定得了肝癌。

对于肝癌，血清AFP常用于普查、早期诊断、术后监测及随访。对于AFP≥400μg/L超过1个月，或≥200μg/L持续2个月，排除妊娠、生殖腺胚胎癌和活动性肝病，应该高度怀疑肝癌。此时建议患者进行影像学检查确定是否具有肝癌特征性占位。

体检发现有肝囊肿，会不会发展成肝癌

很多人体检报告中都会提示自己有肝囊肿，其中最常见的肝囊肿为单纯性囊肿。无症状的单纯性囊肿不需要治疗，对于直径≥4cm的单纯性囊肿，需要进行随访，若2～3年均维持不变，之后就不用再监测了。如果出现腹痛、恶心等相关症状或囊肿大小不断增大，应注意病变可能是囊腺瘤，而囊腺瘤可能伴有浸润癌，此时需要到医院进行下一步检查与治疗。

肝癌有什么危险的并发症

肝癌晚期可能出现三大致命并发症：肿瘤破裂出血、消化道出血和肝昏迷。肿瘤破裂出血若没有穿透包膜，则称为肝包膜下出血，患者表现为突发肝区疼痛，伴恶心呕吐等，如果出血量少，可能暂时不会危及生命。若破裂出血穿透包膜进入腹腔，患者会出现急性失血性休克，生命垂危。多数肝癌患者有肝硬化背景，肝硬化导致食管-胃底静脉曲张可以导致大量呕血，危及生命。肝昏迷，又称为肝性脑病，是患者肝功能衰竭的标志。肝昏迷导致的死亡占肝癌直接死因的35%，患者常表现为意识障碍、行为异常，甚至昏迷。

肝癌有什么治疗方法

患者在治疗前需要完善一系列术前检查，包括抽血、超声、CT、MRI等，目的是明确肝脏肿物的大小，位置等情况，以帮助医生选择治疗方式。

手术切除是唯一可能治愈肝癌的方法，因此首选手术治疗，但是并不是所有患者都满足手术切除的标准。如果是肿瘤过大、肿瘤侵犯了重要的血管、发生了远处的转移、患者身体太差等情况，均可能无法进行手术。对于符合要求并有肝源的患者可以选择肝移植治疗。对于无法进行手术的患者，还可采取介入治疗和药物化疗。

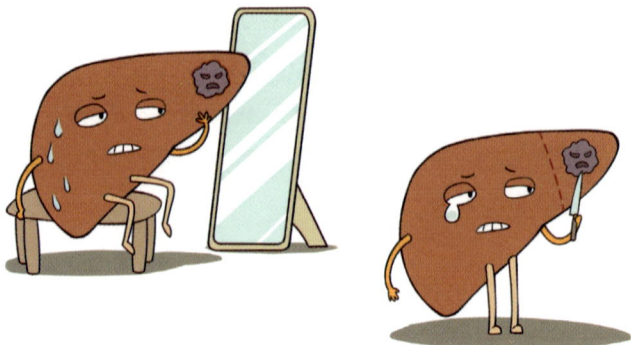

什么是肝癌介入治疗

介入治疗是一种不用开刀的治疗方法。医生可以使设备经过血管或在皮肤上做一个通道到达肝癌组织，并在B超、CT机等影像学设备的指引下，对局部病灶进行治疗。不是所有患者都可以进行介入治疗，而且手术切除仍然是目前唯一可以治愈肝癌的方法。

肝癌患者术后如何补充营养

肝癌患者术后经常发生营养不良，需要给予患者充足的营养支持，促进机体各项功能的恢复，提高患者的抗病能力。术后患者首先需要保证足够的能量摄入，不能经口进食的患者可以通过鼻胃管等方式获得营养。肝癌术后需要提高蛋白质的摄入量，推荐食用鱼肉、禽肉、瘦肉等，但是需要提防肝性脑病的出现。

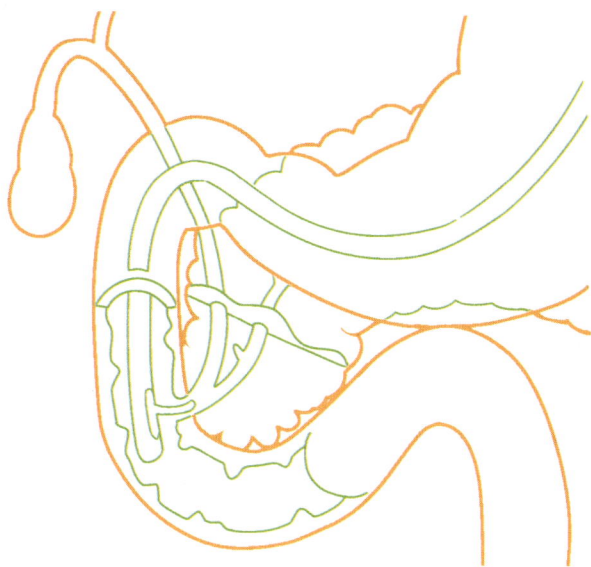

戒烟戒酒

避免高能量、高胆固醇饮食

避免暴饮暴食

控制高糖食物摄入量

胰腺癌

胰腺在什么地方

胃的后方　胰头部　胰尾　胰体　牵一发而动全腹

胰腺是一个长条形的小器官，它藏在人体上腹部的深处，脊柱的前方。你可能曾经在大吃一顿之后，隔着肚皮摸到过自己鼓囊囊的胃，而胰腺就躲在胃的后方。胰腺的右部是它大大的脑袋，我们称之为"胰头部"，而胰腺左部则是细长的"胰尾"，胰头与胰尾之间由"胰体"相连。有的人胰头部会稍向左弯折，形成一个钩子的模样，我们把这一部分称作"钩突"。在胰腺的右方，十二指肠环绕成一个C型，包绕着胰头；胰尾的末端则紧挨着我们的脾脏。

胰腺中有一条贯穿首尾的导管，称为"主胰管"，它起着收集和排泌胰液的作用，主胰管的开口部位位于十二指肠。胰腺的周围还遍布着大大小小的重要血管，它们分别负责肝、胆、胃、肠、脾等重要器官的血运。因此，可以说胰腺处在一个"牵一发而动全腹"的重要之地。

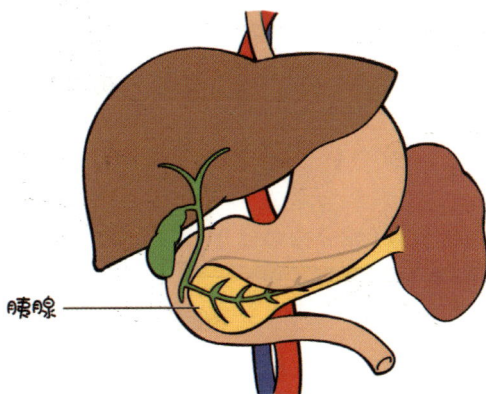

胰腺

胰腺有什么功能

胰腺是人体的"酶工厂",它可以产生许多种酶,调控人体的消化与代谢功能。我们把胰腺产生酶的功能称为"分泌功能"。胰腺的一部分细胞构成胰岛,胰岛又组成了胰腺的"内分泌腺",它具有"内分泌功能",可以生产许多种激素,其中胰岛素和胰高血糖素在血糖代谢的调节中起着重要作用。胰腺的另一部分细胞组成"外分泌腺",具有"外分泌功能",它产生的消化酶可以进入消化道中,促进食物的消化吸收。

胰腺的外分泌腺包括腺泡和导管,腺泡细胞分泌的胰液中含有多种与消化有关的酶,比如胰蛋白酶原、脂肪酶、淀粉酶等,这些消化酶通过大大小小的导管汇集到胰管,并通过主胰管在十二指肠的开口排入肠道中,帮助人体消化食物。如果胰腺的外分泌功能出现问题,我们对食物的消化吸收就会大打折扣,并随之出现消化不良、腹痛、腹泻、体重下降等临床表现。

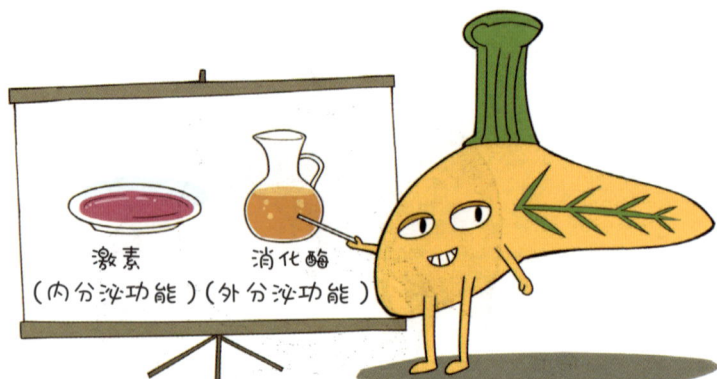

激素　　　　消化酶
(内分泌功能)(外分泌功能)

胰腺的疾病有哪些

胰腺的病变大致可以分为如下几种：①胰腺先天异常，即生长发育过程中胰腺组织长在了不该长的位置，或胰腺出现了畸形。②胰腺炎症性病变，一般可以分为急性胰腺炎和慢性胰腺炎。③胰腺损伤。④胰腺囊性病变，也就是因为胰腺局部结构异常、胰腺损伤或胰腺炎等原因，在胰腺组织中形成囊性包块。⑤胰腺分泌性肿瘤，也就是来源于胰腺内外分泌腺细胞的肿瘤。

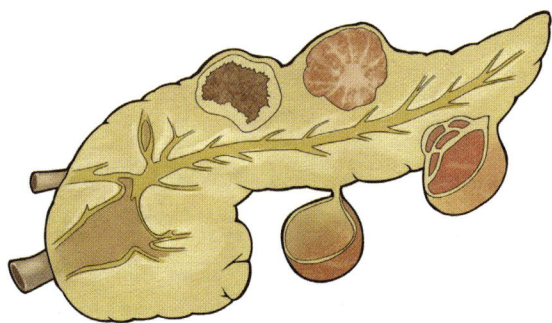

胰腺的囊性病变有哪些

随着CT、核磁共振成像等影像学技术的不断进步，越来越多的人在检查时被诊断出"胰腺囊性病变"，这时候，很多人看着报告单，心里就打起了鼓：胰腺囊性病变是不是肿瘤？需要手术治疗吗？

其实，胰腺囊性病变包括炎性积液、非肿瘤性囊肿、肿瘤性囊肿等很多种疾病，其中大部分都是良性的。比如胰腺炎性积液，这是急性胰腺炎的一种并发症，随着炎症的好转，积液和坏死物质会逐渐被吸收。又比如非肿瘤性囊肿，包括真性囊肿、潴留囊肿、非肿瘤性黏液性囊肿和淋巴上皮囊肿，这些病变一般不会转变为恶性肿瘤。在肿瘤性胰腺囊肿之中，浆液性囊性肿瘤也是一类良性肿瘤。但需要注意的是，如果检查报告单上报出了"黏液性囊性肿瘤""导管内乳头状黏液性肿瘤"以及"实性假乳头状肿瘤"，那就要当心了，这些病变有可能转变为癌，需要及时就医进行处理。

当然，并不是说肿瘤不会恶变，就不用治疗，当肿瘤影响了胰腺的功能、挤压了其他器官，或是频繁引起胰腺炎症时，应当手术切除，否则就会影响人体健康。

为什么胰腺癌被称为"癌中之王"

传统意义上的胰腺癌属于外分泌癌，是指由于胰腺导管上皮细胞和腺泡细胞发生癌变而导致的恶性肿瘤。然而，现在更多人习惯于把任何一种胰腺的恶性肿瘤都笼统地称为胰腺癌。其实不同胰腺肿瘤的恶性程度和治疗效果是有明显差别的。

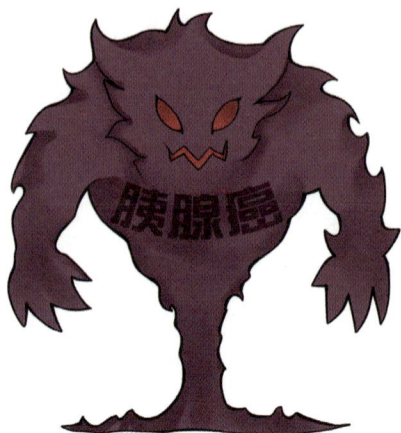

早期难发现

医疗技术有限

侵袭转移能力强

我们所说的"癌中之王"指的是传统意义上的胰腺癌。为什么这么称呼它呢？首先，胰腺在腹腔中的位置非常"隐蔽"，早期胰腺癌患者往往没有症状，这导致许多患者发现自己患病时已经是晚期。其次，相比起其他肿瘤，胰腺癌向周围器官、组织侵袭和转移能力都比较强，超过80%的患者诊断胰腺癌时已经失去了手术机会。第三，现有的医疗技术对胰腺癌的治疗水平有限。正因如此，正确认识胰腺癌、了解如何降低发生胰腺癌的风险、学会识别胰腺癌早期可能出现的症状，对我们而言至关重要。

哪些人更容易患胰腺癌

大量吸烟

长期饮酒

高胆固醇饮食

科学家们通过研究发现，一些特殊的行为习惯，会让人更有可能得胰腺癌。比如长期、大量吸烟，长期饮酒，长期食用高能量、高饱和脂肪酸以及高胆固醇的食品，以及长期食用富含亚硝胺等致癌物的食品。

除此之外，一些从事化学工业、煤矿开采、金属工业、皮革纺织、铝制造业等工作的人，因为长期接触有毒有害物质，患胰腺癌的概率也会大大增加。

有的疾病也与胰腺癌的发生有关，比如慢性胰腺炎和一些遗传性疾病。

为什么饮酒的人更容易患胰腺癌

酒精对人体的许多脏器都有直接或间接的伤害，对于脆弱的胰腺也是如此。一方面，酒精对胰腺细胞有直接毒性；另一方面，酒精会刺激胃酸的增加，从而进一步刺激胰液和胰酶的分泌，同时胰酶的浓度也会增高，过多的胰液和高浓度的胰酶都会损伤胰腺；此外，胰液产生后会排入肠道中，但酒精可以使肠壁水肿，导致胰液的排出受到阻碍，最终引起胰腺炎症。胰腺反复发生损伤或炎症，会增加胰腺癌概率。

当然，并不是说偶尔喝一杯酒就会导致胰腺癌。小饮怡情、大饮伤身，凡事都有个度。有研究认为平均每天喝酒>3个标准杯的人才更容易患胰腺癌，1标准杯是指一杯含有12.5g酒精（大约15.8ml）的饮料。比如一瓶750ml、酒精度12.5%的葡萄酒，其标准杯为：酒的容量×酒精度÷1个标准杯酒精容量=750ml×12.5%÷16ml ≈ 6杯。

胰腺癌会遗传吗

据估计，10%~15%的胰腺癌可以归咎于遗传因素。目前，科学研究已经证明，某些遗传病和某些基因突变与胰腺癌有关。那么，在什么情况下，一个人需要担心自己有可能"被遗传"了胰腺癌呢？①这个人的家族中有1名一级亲属（指父母、子女和兄弟姐妹）被诊断为胰腺癌，同时这名亲属被检查出胰腺癌相关的基因突变。②家族中至少有2名一级亲属患有胰腺癌。③患有胰腺癌相关的遗传病，比如Peutz-Jeghers综合征。④患有遗传性胰腺炎。如果一个人存在上面提到的情况，可以通过规律地复查超声内镜、核磁等影像学检查来监测自己身体的情况，一旦发现胰腺癌的苗头，就可以及时治疗。

慢性胰腺炎会发展成胰腺癌吗

科学研究发现，慢性胰腺炎患者得胰腺癌的机会是一般人的好几倍，而在胰腺癌患者中，也常常检查出慢性胰腺炎。除此之外，具有长期饮酒、吸烟、暴饮暴食等不良生活习惯的人，既比一般人更容易患慢性胰腺炎，也更容易患胰腺癌。这些证据都说明，慢性胰腺炎和胰腺癌之间有密切的联系。

慢性胰腺炎患者的胰腺中，存在着永久性的结构损伤，所谓"永久性"，指的是胰腺的损伤已经不可能修复或治愈，这些损伤的组织和细胞始终处于不正常的状态下，长期的"不正常"就有可能导致癌变。需要注意的是，如果一个人的急性胰腺炎反复发作，最终可能会转变为慢性胰腺炎，并进一步发展为胰腺癌。当然，如果你只是偶然得了一次急性胰腺炎，并且已经痊愈了，那么不必担心，你的胰腺还是健康的，只要好好保护它，胰腺癌就离你很远。

如果患有胰腺癌，可能会有哪些表现

早期的胰腺癌很可能没有明显的临床症状，有的人可能会出现腹痛、腹泻、恶心呕吐、食欲减退等类似于肠胃炎的表现。近年来还有研究发现，突发的、难以控制的糖尿病也可能是胰腺癌的表现。因为缺乏早期症状，或症状不够特别，所以胰腺癌早期一般很难被发现，而当确诊时，病变往往已经进展到了晚期。

晚期胰腺癌则有可能表现为严重的腹痛、腰背痛，也可能出现消化不良、腹泻、体重减轻，有的患者全身皮肤和巩膜会变黄，也就是医学术语中所说的"黄疸"。腹痛（腰背痛）、体重减轻和黄疸是胰腺癌的三大表现，如果它们同时出现，那么就得怀疑是不是得了胰腺癌。

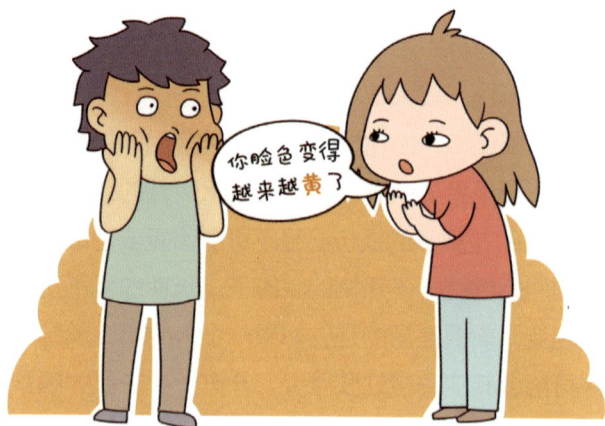

晚期胰腺癌为什么会造成腹痛、腰背痛

疼痛是胰腺癌尤其是晚期胰腺癌最常见的表现。胰腺癌导致疼痛的原因是多方面的。一方面，癌肿压迫胰管，使胰管梗阻、扩张、扭曲及压力增高，可以造成上腹部持续性或间歇性的胀痛。另一方面，胰腺的神经十分丰富，而神经可以感受和传导疼痛，当癌变挤压、牵拉周围的组织脏器，或是癌变直接侵犯神经时，就会导致持续的甚至剧烈的疼痛。此外，胰腺癌的患者容易合并胰腺炎，这也会造成腹痛。

胰腺癌患者的疼痛大多与饮食无关，随着病变的进展，疼痛会不断加重，有时患者还会出现腰背部疼痛。一般治疗胃肠道疾病的药物无法止痛，但弯腰、抱膝的姿势却往往可以使疼痛减轻。以上这些特点，可以帮助我们将胰腺癌的疼痛和一般腹痛区分开来。

胰腺癌患者为什么会腹泻

胰腺癌患者可能会出现反复的腹泻，这种腹泻具有持续时间长（连续数月）、频率高（一天数次甚至十余次）的特点，粪便中还常常会带有油滴。胰腺癌患者出现这样的腹泻，是因为胰腺的外分泌功能受到了损害。一方面，癌肿压迫了胰腺中的导管，胰液不能正常流出，消化酶无法进入肠道；另一方面，胰腺癌主要是胰腺外分泌细胞的恶变，这些细胞失去了正常的分泌功能，使得胰腺产生的促消化物质不足。因此，胰腺癌患者肠道的消化、吸收功能下降，就容易出现腹泻。因为负责代谢油脂的脂肪酶主要来源于胰腺，所以未消化的油脂就会在患者粪便中形成油滴。

为什么胰腺癌患者会出现黄疸

胆汁淤积　堵塞胆总管　梗阻性黄疸

"黄疸"是一种症状，指的是皮肤、巩膜（眼球中白色的部位）发黄，同时可能伴有皮肤瘙痒、尿色变深等表现。这种症状是由于胆汁淤积在体内引起的。前面提到，胰腺的主胰管开口于十二指肠，而这个开口同时也是胆总管的开口，胆汁和胰液都经过这里流入肠道。因此，生长于胰腺头部的肿瘤可能会压迫、堵塞胆总管，使得胆汁中的胆红素逆流入血，在体内不断淤积，我们称之为"梗阻性黄疸"。除了皮肤、巩膜变黄，由于胆红素不能正常地在消化道中被代谢为粪胆素（粪便颜色的来源），胰腺癌患者可能还会出现类似"白陶土"的大便。

5%～20%的胰腺癌患者同时患有糖尿病。有的胰腺癌患者早期可能表现为血糖突然升高，并且用降糖药治疗往往难以见效。这是为什么呢？其实，糖尿病是胰腺内分泌细胞病变的一种表现。当胰腺癌的癌肿侵犯其他正常的胰腺组织时，胰腺内分泌腺体受到破坏，胰岛细胞的分泌功能短期内迅速降低，胰岛素分泌不足，就会导致血糖急速升高。因为胰岛细胞受到破坏，一些作用于胰岛细胞的降糖药，或提高机体对胰岛素敏感性的药物，就很难起到降血糖的作用。

怀疑胰腺癌，可以做哪些检查

怀疑患有胰腺癌的患者，可以进行血液检查、影像学检查、内镜检查和病理学检查。

血液检查中，如果肿瘤标记物CA19-9明显升高，则提示有可能是胰腺癌。

影像学检查包括腹部超声、CT和核磁共振成像。由于胰腺在腹部处于较深的位置，超声常常观察不清，所以建议进行腹部增强CT或核磁共振检查。

近年来，随着内镜检查技术日趋完善，内镜逆行胰胆管造影（ERCP）以及超声内镜（EUS）也成为医生们检查和诊断胰腺癌的利器。

病理检查是诊断胰腺癌的最直观也是最准确的方法，通过一定的技术手段取得病变部位的组织，直观地在显微镜下观察组织的形态，以此判断是否发生了癌变。

CA19-9 升高，一定是胰腺癌吗

每当我们看到一张化验单，内心总是会随着每个结果后面的小箭头七上八下，尤其是类似于CA19-9这样的肿瘤标记物，一旦有所升高，患者简直就恨不得自己给自己判死刑。那么，CA19-9对于胰腺癌的评估真的有那么准确吗？

其实，CA19-9的升高可见于许多良性疾病，比如胰腺炎、肝炎、胆道炎症和胆道梗阻。在肝、胆、胃、肠等部位发生恶性肿瘤时，CA19-9也可能升高。我们之所以用CA19-9作为胰腺癌的标记物，是因为它在胰腺癌患者中升高的情况更为多见，升高的程度也更为明显。但并不是说它一旦升高了就是胰腺癌。相对的，CA19-9不升高，也不能完全排除胰腺癌。因为CA19-9在体内的合成需要一种叫作"Lewis抗原"的物质，有一些人体内缺少这种物质，所以即使胰腺发生了病变，CA19-9也不会升高。总的来说，要诊断胰腺癌，不能只看CA19-9，还要结合临床症状、影像学检查、内镜检查和病理结果。

影像学检查发现胰腺长了"肿物"，一定是胰腺癌吗

假如做彩超或CT检查时发现"胰腺占位（或胰腺肿物）"，就一定是得了胰腺癌吗？先不要急着下结论，其实，"胰腺占位"可以见于很多情况，比如胰腺囊腺瘤、胰岛细胞瘤、纤维瘤等良性胰腺肿瘤；又比如胰腺假性囊肿、胰腺脓肿、自身免疫性胰腺炎等疾病。当然，胰腺占位也可能是其他部位肿瘤的转移瘤。要明确胰腺病变的性质，应该在医生的指导下，进一步完善相关的检验和检查，比如超声内镜、ERCP（内镜逆行胰胆管造影）等。

胰腺检查为什么需要用超声内镜

胰腺的形态　　超声检查　　胰腺穿刺

大家一定都听说过胃镜，内镜从口腔进入，沿着食管进入胃中，医生可以通过内镜直接观察胃壁的形态。而超声内镜就是一种基于胃镜的超声检查。前面提到，胰腺在身体深处，它的前方有胃的遮挡，普通的腹部超声很难观察清楚。但在腹腔内，胰腺紧挨着胃的背侧（后壁），如果将超声探头连接在内镜前方，随着内镜进入胃部，医生就可以隔着一层薄薄的胃壁，用超声探头清楚地观察到胰腺的形态和病变的情况。同时，医生还可以用细针穿过胃壁，进行胰腺穿刺，取得胰腺组织来进行病理检查，这有利于疾病的诊断。

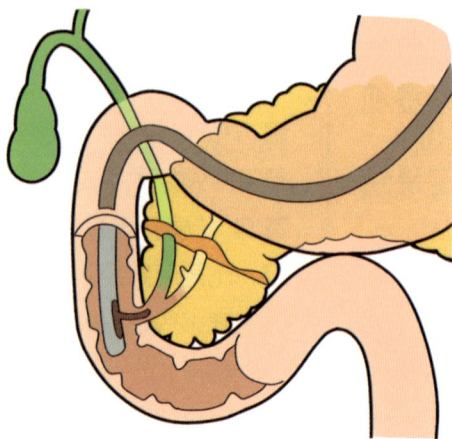

内镜逆行胰胆管造影是什么样的检查

胰管形态　穿刺活检　刮取细胞组织　超声内镜

内镜逆行胰胆管造影（ERCP）检查也与胃镜类似，但它需要将内镜沿着胃进一步向前深入，进入十二指肠，并用专门的器械从胰腺导管在十二指肠开口的部位逆行进入胰管，之后向胰管中注射造影剂，配合CT等检查观察胰管形态。进行ERCP时，医生也可以对胰腺进行穿刺活检，还可以通过毛刷等器械刮取胰管中的细胞组织。

ERCP和超声内镜是不同的检查，前者主要用于观察胰管的形态，而后者可以观察整个胰腺。需要注意的是，ERCP是创伤性的检查，内镜进入肠管以及胰管时有一定危险（比如出血、消化道穿孔、感染等）。所以，一定要到正规医院检查，并由有经验的内镜医师进行操作，才能把危险降到最低。

胰腺癌有哪些治疗方式

胰腺癌的治疗方式包括一般治疗、手术、放疗、化疗等。胰腺癌是一种极度恶性的肿瘤，目前手术是唯一有可能治愈胰腺癌的方式。每一位胰腺癌患者都应该接受化疗，这是胰腺癌治疗的重要原则。对于已经失去了手术机会的患者，还可以尝试饮食调理、中医中药治疗、镇痛和心理舒缓治疗等。这些方法虽然不能治愈癌症，却可以极大地减低患者的痛苦，改善患者的身体和精神状态，延长患者的寿命。

为什么说一般治疗对胰腺癌患者很重要

禁食禁水　　输注营养液　　降血糖　　药物治疗

胰腺癌患者住院后，往往不会立即手术，而是要经过一段时间的"一般治疗"，包括服用保护肝脏的药物、服用抑制胰酶的药物、禁食禁水、静脉输注营养液、降血糖、用抗生素控制感染、改善凝血功能、预防血栓以及引流胆汁解除黄疸，等等。这是为什么呢？

胰腺癌患者往往因为肿瘤压迫胆管、胰管，使得胆汁和胰液不能正常排入肠道，这一方面导致患者无法消化吸收食物，发生营养不良，另一方面会造成胆汁逆流，造成肝脏内压力升高、肝脏功能受到损害。同时，黄疸也会进一步加重患者营养不良，并可能导致患者凝血功能异常。此外，胆汁和胰液的淤积还会导致胆道和胰腺的感染。上述种种都有可能加重患者的病情，还可能增加手术的风险。为了提高患者的生活质量，延长生存期，也为了保证手术的安全性，我们必须重视患者的一般治疗。

为什么说胰腺癌手术是个大手术

胰腺癌最常用的手术方式就是"胰十二指肠切除术"，这个手术需要切除病变所在的部分胰腺、邻近的十二指肠、胆总管、胆囊管、胆囊、部分近端空肠（约15cm）以及一部分胃。切除之后，还要重建多个脏器间的连接，如建立胆道、胰腺和消化道之间的通道。

从手术方式就可以看出，胰腺癌手术是一个创伤大、风险高的手术。再加上胰腺癌这个疾病本身给患者身体带来的损害，患者手术后需要的恢复时间比较长，出现并发症的概率也比较高。胰腺癌手术后常见的并发症包括胰液渗漏、胆汁渗漏、腹腔出血、感染、胃动力不足等，一旦处理不及时或处理不当，这些并发症就可能危及生命。

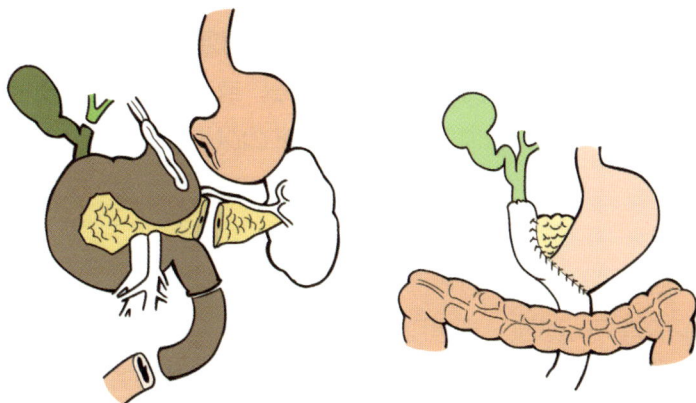

胰腺癌的镇痛治疗有哪些

腹痛、腰背痛、头痛、全身痛……在疼痛的折磨之下，晚期胰腺癌患者常常寝食难安，甚至会失去治疗的信心。因此，镇痛也是胰腺癌治疗的重点。药物镇痛是最常使用的方法。一般医生会先尝试给患者使用对乙酰氨基酚、布洛芬、吲哚美辛等退热止痛药，如果无效，再进一步使用非阿片类或弱阿片类药物（比如曲马多），倘若止痛效果仍然不佳，则使用更强效的阿片类药物（比如吗啡、羟考酮）。除了药物，还可以通过手术或射频消融等方式阻断腹腔内的神经，阻止疼痛的传导。

碘 125 粒子植入是什么治疗

碘125粒子植入是一种放疗的手段。把含有放射性碘125的粒子植入胰腺肿瘤组织内，每个粒子都相当于一个微型放射源，它们在肿瘤内部持续发出短距离的放射线，使肿瘤组织遭受最大程度的杀伤，起到抗肿瘤的作用。因为粒子很小，放射范围有限，所以正常组织不受损伤或仅受到微小损伤。碘125粒子植入治疗主要应用于已经不能手术或手术中有残留病灶的患者，也可用于改善患者的腹痛和腰背痛。

但是，如果患者身体状况已经极差，或者肿瘤已广泛转移，又或者患者有严重出血倾向、伴发急性胰腺炎、腹膜炎以及大量腹水，这些情况都是不能做粒子植入的。

胰腺癌患者如何注意饮食

胰腺癌的患者可能会出现胰腺内外分泌功能的损伤，胰腺外分泌功能不全的患者很难消化高脂高蛋白的食物。所以在保证营养充足、均衡的基础上，他们的膳食应该以碳水化合物为主，要食用易消化吸收的蛋白质，比如瘦肉、鸡蛋和鱼。尽量通过煮、炖、熬、蒸等方法烹饪食物，避免油煎、炸或爆炒。胰腺内分泌功能不全的患者常常会出现高血糖，这类患者要遵从糖尿病的饮食原则，尽量避免甜食、白米饭、面点等高糖食物摄入。对于胰腺癌术后的患者，因为胰腺切除、胰酶缺乏，他们还应口服胰酶制剂，促进肠道消化食物、吸收营养。

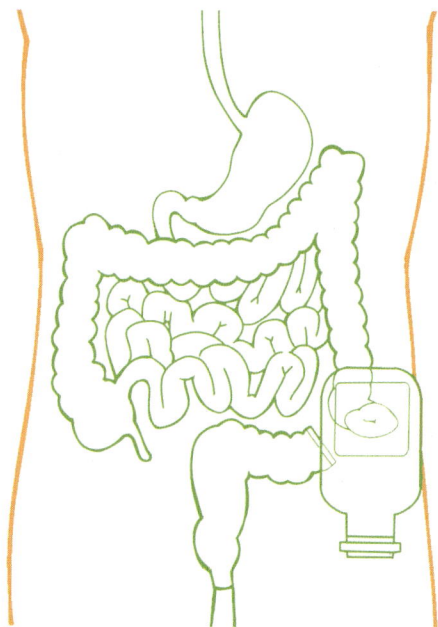

避免长期高脂饮食

多吃富含膳食纤维的食物

少吃红肉和加工肉类

戒烟戒酒

结直肠癌

结直肠癌与结肠癌是一回事吗

结直肠癌就是老百姓所说的大肠癌，是指发生在结肠和/或直肠的恶性肿瘤，依据部位又叫作结肠癌和直肠癌。但是，结直肠癌并不等同于结肠癌或是直肠癌。

在我们人体下腹部，从右向左，将结肠分为升结肠（右半结肠）、横结肠、降结肠（左半结肠）及乙状结肠四段，乙状结肠下端与直肠相连。整个四段结肠和直肠就像个M型边框，将小肠包绕其中。结直肠癌可发生在这四段结肠和直肠的任何位置。

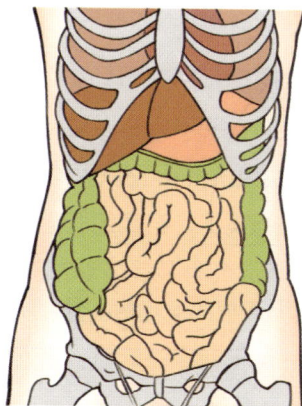

年轻人会患结直肠癌吗

这个问题其实涉及结直肠癌的流行病学。年龄是散发性结直肠癌的一个重要危险因素。40岁之前并不常见，在40～50岁期间发病率开始明显增加，此后每过10年发病率都会有所增加。近年来，结直肠癌在50岁以下尤其20岁左右的年轻人中日益增加，但在更高年龄段人群中反而有下降趋势，这是否与年轻人的饮食及生活习惯有关，目前尚不得而知。

男性发病率更高

肿瘤发生部位有差别

饮食结构差异

女性患者预后较差

从结直肠癌的发病率上来说，男性较女性偏高。从肿瘤发生部位上来看，女性患右侧结肠癌的风险较男性高。这些可能与男女饮食结构不同有一定相关性。一般来说，女性更爱高脂肪、高碳水化合物及高糖的食物。高碳水化合物的摄入会增加女性患右侧结肠癌的风险，但会增加男性患直肠癌的风险。脂肪、糖的高摄入与右侧结肠癌的风险增加有关。高蛋白质摄入则增加罹患左侧结肠癌的风险。

从肿瘤预后来看，女性的预后往往较差，有研究表明，65岁以上女性结直肠癌患者有更高的死亡率及更短的5年生存率。这可能有以下几种原因：①肠镜下，右侧结肠癌多表现为平坦型的病变，而左侧结肠癌多表现为息肉样隆起型病变，这在一定程度上使得右侧结肠癌更不容易被早期发现，从而造成了右侧结肠癌较左侧结肠癌较晚发现，这也是女性肠镜筛查结直肠癌假阴性率增高的原因。②统计表明，右侧结肠癌较左侧结肠癌在生物行为上具有更高的侵袭性。③绝经后妇女体内雌激素水平的降低也可能参与了结肠癌发生的过程。

结直肠癌会遗传吗

结直肠癌是由遗传因素、环境因素及其相互作用引起的。科学家已经发现了两种最常见的遗传性结直肠癌，分别是遗传性非息肉病性结直肠癌（hereditary nonpolyposis

谈癌不色变

colon cancer，HNPCC）和家族性腺瘤性息肉病（familial adenomatous polyposis，FAP）。但其实这两种遗传性结直肠癌总共只占结直肠癌的3%～4%。

HNPCC也称为林奇综合征，它是最常见的遗传性结直肠癌。患者的家里通常至少有3位患病亲属并且至少2代人都患了结直肠癌。林奇综合征的患者不到50岁就会患病。尽管不是每位遗传了HNPCC基因的人都会发病，但是罹患结直肠癌的风险高达80%。而且这类患者发生其他相关癌症的风险也很高，比如肾癌、卵巢癌、子宫癌、小肠癌和胃癌等。

FAP以大肠和上呼吸道出现成百甚至上千的良性息肉或增生为特点。从20多岁时开始形成肿瘤，几乎100%的患者会发生结直肠癌，并且通常在50岁之前发生。

除了FAP和HNPCC之外，其他引起家族性结直肠癌风险的基因一直很难鉴定，因为这涉及多种基因，并且与环境相互作用有关。除基因之外，家庭成员间相似的行为习惯和环境暴露也可能与家族性结直肠癌的发生相关。

有肠息肉一定要切除吗

肠道息肉是指肠道黏膜上隆起性的病变，通俗地说，就是肠道上长了一些肉疙瘩，包括了肿瘤性和非肿瘤性病变。息肉一般都较小，细长弯曲，形状不规则，一端游离或两端附着在肠壁上而中间悬空，呈桥样。随着息肉的增大，数目的增加，癌变机会也迅速增加，直径超过2cm的腺瘤近半数会恶变成癌。

一般来说，对于检出的大肠息肉，＜0.5cm的可随诊观察，如＞1cm应及时治疗。特别是病理类型为绒毛腺瘤的，更应积极切除。具体来说，小息肉一般在行结肠镜检查时予以摘除并送病理检查。直径＞3cm的腺瘤，尤其是绒毛状腺瘤应手术切除。腹膜返折以下的经肛门局部切除，腹膜返折以上的应开腹切除或在腹腔镜下手术切除。

病理检查结果显示，若腺瘤癌变穿透黏膜肌层或浸润黏膜下层则属于浸润性癌，应按结直肠癌治疗原则处理。腺瘤恶变若未穿透黏膜肌层、未侵犯小血管和淋巴、分化程度较好、切缘无残留，摘除后不必再做外科手术，但应密切观察。

炎性息肉以治疗原发肠道疾病为主，炎症刺激消失后，息肉可自行消失。

增生性息肉症状不明显，无须特殊治疗。

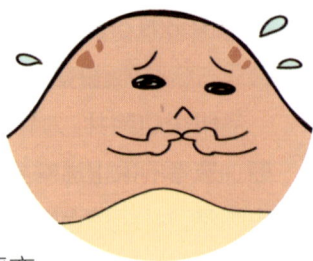

结肠息肉有哪些类型

结肠息肉是肉眼下的直观诊断，也称为大体诊断，有不同的分类方法。根据息肉有没有蒂分为无蒂、亚蒂和有蒂息肉。根据息肉数目分为单发性和多发性息肉。目前广泛应用的分类是以Morson的组织学分类为基础，将息肉分为肿瘤性息肉、增生性息肉、炎症性息肉、错构瘤性息肉等。

肿瘤性息肉包括腺瘤性息肉、家族性结肠腺瘤病、多发性腺瘤病等。其中以腺瘤性息肉最为常见。这里主要介绍最常见的几类息肉。

（1）腺瘤性息肉　是最常见的结肠息肉，属于结肠的良性上皮肿瘤，是有可能发展为结肠癌的。腺瘤分为三种类型：管状腺瘤、绒毛状腺瘤和混合型腺瘤。①管状腺瘤：一般不超过2cm，大多有蒂，其癌变率在1%～5%。②绒毛状腺瘤：较管状腺瘤少见，绝大多数为单发，直径大多数在1cm以上，一般无蒂，其癌变率较管状腺瘤大10倍以上。③混合型腺瘤：同时具有上述2种结构的腺瘤，其癌变率介于管状腺瘤与绒毛状腺瘤之间。

（2）**增生性息肉**　是最常见的非腺瘤性结肠息肉，又名化生性息肉。增生性息肉是不会发生恶变的。

（3）**炎症性息肉**　又叫假息肉，是结肠黏膜由于长期慢性炎症刺激而引起的息肉样肉芽肿改变。多见于结肠慢性炎症、溃疡性结肠炎、阿米巴痢疾及肠结核等肠道疾病。一般不会发生癌变。

肠息肉一定会发展成结直肠癌吗

肠息肉不一定会发展为癌。大多数息肉均是良性的，少部分才有可能发展癌变，这与息肉的性质密切相关，具体有以下几点。

（1）**数目**　息肉越密集数目越多，越容易癌变。

（2）**位置**　直肠和乙状结肠腺瘤发病率和癌变率最高，横结肠最低。

（3）**大小**　越大的息肉癌变率越高，≥2cm的息肉癌变率为30%～60%。

（4）**形态**　共三种，分别为有蒂型、亚蒂型、广基型，其中广基型息肉癌变率较有蒂型显著增高。

（5）**生长特点**　息肉在短期内迅速长大或切除后很快复发，应警惕癌变。

（6）**病理类型**　腺瘤样息肉为公认的癌前病变，分为管状腺瘤、绒毛管状腺瘤和绒毛腺瘤三种。总的来说，管状腺瘤最多见，癌变率最低，绒毛腺瘤发生率低但癌变率最高。除此之外，若为家族性多发性大肠息肉病，其风险大大升高。

（7）**患者年龄**　60岁以下的癌变率为10%～20%，而80岁以上为＞50%。所以，对于癌变风险越高的息肉，更需要积极处理，明确病理类型，同时需要定期随诊。

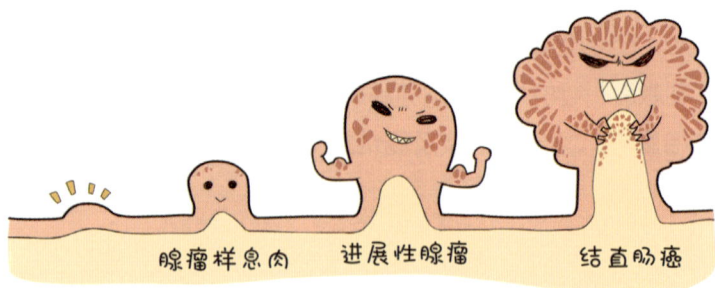

腺瘤样息肉　　进展性腺瘤　　结直肠癌

肠道息肉切除后应多长时间复查肠镜

临床上通常根据结肠镜病理检查结果（息肉的大小、数目和病理类型）、切除完整性、肠道准备、健康状况、息肉家族史和既往病史等来决定监测时间。通常来说，炎性息肉切除后一般不需要特殊处理，根据临床症状决定是否复查结肠镜。腺瘤性息肉由于有癌变的风险，并且会反复发生，因此要定期复查结肠镜。

对于低中风险息肉切除术后复查时间，建议在1～3年内。

有下列情况时建议在术后3～6个月内复查一次肠镜：①肠道准备欠佳，未能达到高质量肠道准备。②肠镜检查未能到达回盲部，未能完成检查。③结肠癌术前因肠管狭窄未能进行全结肠检查。④一次切除息肉总数超过10个。⑤大于1cm广基息肉采用分片切除。⑥大于1cm绒毛息肉伴重度异型增生。⑦息肉已局部癌变未达黏膜下层或超过黏膜下层不愿追加手术切除的。

对于首次复查后应何时再次复查，有以下几个原则：①首次复查肠镜发现长有息肉并进行切除，按上述标准进行。②首次复查肠镜未发现息肉，多数国外专家推荐3~5年复查一次肠镜，国内专家意见尚不统一，一项研究认为2年复查一次肠镜是合理而经济的。③随着年龄增大息肉生长减慢，专家认为超过80岁可不再复查肠镜。④息肉切除后如出现便血、腹泻和腹痛等临床难以解释的症状时，应及时进行肠镜检查。

炎症性肠病与肠癌有关吗

炎症性肠病（IBD）分为溃疡性结肠炎和克罗恩病两种，目前针对溃疡性结肠炎的研究较为丰富。总的来说，炎症性肠病的患者发生结直肠癌的风险较普通人群高。国外相关数据显示，IBD患者死亡的主要原因中，癌变占近15%，且在确诊IBD 8~10年后，癌变逐年增加0.5%~1%。这种风险与疾病的持续时间和病变程度相关。一项研究表明，病程>10年、病变范围累及全结肠、伴有不典型增生的结肠息肉是结直肠癌发生的独立危险因素。故对于这部分患者，定期行结肠镜筛查显得尤为重要。

美国胃肠病协会AGA发布的指南推荐：全结肠炎患者应在8年后开始进行结肠镜监测，累及左侧结肠的结肠炎患者应在15年后开始监测。每1~2年应该重复进行1次结肠镜检查以便及早发现异型增生或早期病变。由于大多数炎症性肠病的结直肠癌变起源于异型增生，故当检出异型增生病灶时，需尽可能切除。如判断病灶内镜下可切除，应选择合适的内镜切除技术进行治疗，但对内镜下不可切除的异型增生病灶、高度异型增生或多灶性异型增生，结肠切除术仍为首选。有研究表明在那些接受监测且愿意接受预防性结肠切除术的患者中，结直肠癌的死亡率较低。

结直肠癌的危险信号有哪些

大多数早期结直肠癌患者一般没有明显症状，有很少一部分是因为被筛查而被诊断的，可见早期筛查是多么的重要。但非常遗憾的是，大多数结直肠癌患者是在出现症状后才被诊断的。所以，当出现排便习惯改变、直肠出血伴排便习惯改变、原因不明的隐匿性贫血、不明原因消瘦的情况时需警惕肠道病变，积极就诊。另外，结直肠癌的临床表现还因肿瘤位置不同而有所区别，排便习惯改变在左侧结肠癌中是更常见的主诉症状，直肠乙状结肠癌更常引起便血，隐匿性失血造成的缺铁性贫血更常见于右侧结肠癌。

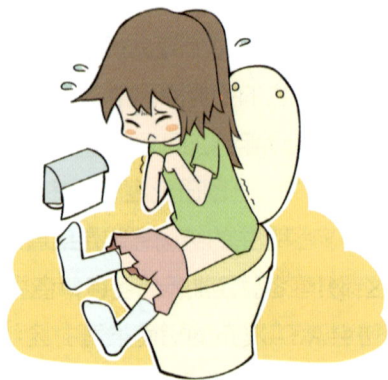

CEA 升高是患上肠癌了吗

CEA是癌胚抗原的英文首字母缩写，是一种肿瘤标志物。肿瘤标志物是用于反映恶性肿瘤是否存在的一类生化物质。由于肿瘤细胞在肿瘤生长过程中会产生和释放一些特殊的东西，通过特殊的检测方法就可以检测到被排入血液、尿液、粪便的这些特殊物质，这些就是肿瘤标记物。

临床上，肿瘤标志物主要用于筛查和早期诊断一些恶性肿瘤，但不是非常的敏感和特异。我们一定要避免"肿瘤标志物升高就是有肿瘤的"这种想法。指标轻度升高时一定要除外干扰因素，定期复查。如果肿瘤标志物呈波动性变化则没有任何意义。但如果呈逐渐升高趋势或持续高水平升高（一般5~10倍）时则应警惕肿瘤的情况。

目前常用的消化系统肿瘤标志物包括：①甲胎蛋白（AFP），是目前肝癌特异的肿瘤标志物，其升高提示肝癌的可能，并且与肿瘤的复发有关。②癌胚抗原（CEA），大部分结肠癌患者的CEA升高，其他肿瘤如胃癌、胰腺癌等也有可能引起CEA升高。③癌抗原19-9（CA19-9），是目前发现的对胰腺癌最敏感的标志物，有助于胰腺癌的鉴别诊断和对病情的监测，在妇科肿瘤、肺癌中也可升高。④癌抗原24-2（CA24-2），与消化道癌与胰腺癌有关，可与CEA、CA19-9一起联合诊断消化道肿瘤（如食管癌、胃癌、结直肠癌），可以与CA19-9联合诊断胰腺癌。⑤癌抗原72-4（CA72-4），有助于胃癌或消化道肿瘤的诊断，但目前特异性较差，常常会出现检测数值偏高，可以联合其他肿瘤标记物一起用于诊断胃癌及其他消化系统肿瘤。

其实，目前肿瘤标志物也常用于已知恶性肿瘤患者的预后分析，如分析恶性程度、侵袭性、扩散情况、生存期等。其次，对于那些治疗前升高的肿瘤标志物，可将其检测用于治疗期间疗效的评估、病情的监测、判断是否出现复发可能等。所以当发现某一项肿瘤标志物升高，不用太担心，定期复查，关注指标变化趋势可能更为重要。

什么是结直肠癌筛查

结直肠癌筛查是指通过一系列方法，实现结直肠癌的早发现、早诊断和早治疗，从而提高国人早期结直肠癌及癌前病变的检出率，降低结直肠癌的发病率，提高结直肠癌的治愈率，延长患者的生存期。结直肠癌的筛查方法包括问卷调查、粪便潜血试验、直肠指检、结肠镜检查、色素内镜、电子染色内镜等。其中全结肠镜检查仍是目前早期诊断结直肠癌和结直肠腺瘤最有效的手段之一，可以早期发现和治疗结直肠癌前病变及早期癌。

如何筛查结直肠癌

根据美国癌症协会（ACS）建议，年龄在45岁以上，且有结直肠癌平均风险（指没有腺瘤性息肉或结直肠癌病史、结直肠癌家族史、肿瘤腹部或盆腔放射史、炎症性肠病史等）的人群，应根据其个人偏好和检测可及性定期接受粪便检查或影像检查。如非结肠镜筛查试验出现阳性结果，应及时进行结肠镜检查。建议45岁开始筛查，强烈建议50岁以上的成年人定期进行筛查，建议筛查至75岁。

筛查方法：每年进行粪便免疫化学检测；每年进行高灵敏度的愈创木脂粪便隐血试验；每5年进行一次结肠造影；每5年进行一次结肠镜检查。

76～85岁的患者，根据患者的偏好、预期寿命、健康状况和既往筛查历史，制定个体化结直肠癌筛查策略。超过85岁的人群，不建议继续进行结直肠癌筛查。

什么时候需要做结肠镜警惕结直肠癌呢

一般建议以下情况者进行结肠镜检查：①若多次便潜血阳性且上消化道检查未发现病变者应尽早完善结肠镜检查。②有一级亲属罹患结直肠癌者，应40岁起开始进行结直肠镜筛查，之后每5年1次。③以往有肠道腺瘤史的患者在治疗后3～5年内复查肠镜，如果第一次复查未见异常，可延长随访时间间隔至5～10年。④对结肠癌根治后的患者，建议术后1年内复查肠镜，之后每2～3年复查肠镜；对于直肠癌根治后患者，前3年内每3～6个月复查一次肠镜，之后每2～3年复查一次肠镜。⑤对于有子宫内膜癌及卵巢癌的患者建议自诊断之日起，每5年行一次结肠镜检查。⑥对于炎症性肠病患者，建议于症状出现后8～10年开始进行筛查。

哪些饮食习惯会增加患肠癌的风险

吸烟、过量饮酒、红肉和加工肉类摄入量高、水果蔬菜和膳食纤维摄入量低均可增加大肠癌发生的风险。

吸烟及过量饮酒都会增加结肠息肉和结肠癌的风险。如果你有结肠癌家族史，那尤其应该减少吸烟和饮酒来降低发病风险。

红肉及加工肉类摄入量高是危险因素，研究表明，每日每摄入100g红肉，肠癌风险增加17%，每日每摄入50g加工肉类，风险增加18%。

水果蔬菜及膳食纤维摄入量低也是危险因素之一。研究表明水果、蔬菜和全谷物有助预防结肠息肉，因为这些食物富含膳食纤维，可以降低结肠息肉的风险。另外，水果和蔬菜还富含抗氧化剂，可以预防结肠癌症。

避免久坐，坚持体育锻炼，保持健康体重。控制体重可以独立降低结肠患病的风险。专家建议每周5次，每次至少30分钟的运动。如果每天能进行45分钟中等强度的运动，则在降低肠癌风险方面效果更佳。运动在一定程度上可以促进肠道运动，加速致癌及有毒物质的排出。

有良好的心态应对压力，劳逸结合，不要过度疲劳。压力是重要的癌症诱因，压力导致过劳体虚从而引起免疫功能下降、内分泌失调，体内代谢紊乱，导致体内酸性物质的沉积，压力也可导致精神紧张引起气滞血淤、毒火内陷等。

我们知道，大肠的主要生理功能是吸收水分和贮存食物的残渣，形成粪便，结肠黏膜的腺体能分泌浓稠的黏液，这种黏液呈碱性，可中和粪便的发酵产物。一些可能引起肠道生理功能受到影响的生活习惯便会打破这个平衡，久之引起肠道的病变。相信大家对什么是红肉感到费解，简单说，猪、牛、羊肉被称为"红肉"，鱼、虾、鸡、鸭肉被称为"白肉"。红肉增加肠癌风险的机制可能由于红肉的脂肪含量明显高于白肉，在我们摄入高脂肪类食物时，需要更多的胆汁，多余的胆汁被肠道细菌分解后，产生有致癌作用的"二级胆酸"，这种致癌物常年作用于肠黏膜，就容易使肠黏膜发生癌变。

如何预防结直肠癌

高危人群

早期诊断

改变生活方式

早期治疗

临床治疗

筛查普查

通过筛查、普查，对高危人群做肠镜检查可以早期诊断并早期治疗结直肠腺瘤或癌前病变，这是肠癌三级预防中非常重要的一部分。

（1）一级预防　即病因预防，旨在改变生活方式：①避免长期进食高脂食物，多吃富含膳食纤维的食物，保持大便通畅。②多食用新鲜蔬菜、水果、大蒜、茶叶等天然抑癌食品，适当补充维生素A、维生素B_{12}、维生素C、维生素D、维生素E和叶酸。

（2）二级预防　重在筛查、普查、早期诊断及癌前病变的早期治疗：①积极防治癌前病变，对有肠息肉，尤其是肠息肉家族遗传性患者，须定期复查结肠镜，发现息肉及早予以切除。②对有癌瘤遗传易感性和癌瘤家族史的人群应定期行癌前普查；近期有进行性消瘦及大便习惯改变者，也应及早行有关检查，以期尽早发现。

（3）三级预防　即临床治疗，注重选择合理的治疗方案进行规范的多学科综合治疗。

三级预防措施的合理运用可以降低大肠癌的发病率和死亡率，提高5年生存率。大肠癌发病率和死亡率的降低、生存率的提高，35%归因于一级预防，53%归因于筛查，12%归因于治疗的改善。因此，我们应积极鼓励高危人群参加筛查普查，使之能早期发现、早期治疗。

如何确诊结直肠癌

癌肿组织标本　组织病理学诊断　影像学检查　结肠镜检查　体重明显下降　排便习惯改变

确诊结直肠癌，通常先做结肠镜，这是最经典的确诊结直肠癌的手段，用活检钳获取癌肿组织标本，送病理科处理分析，得到组织病理学最终诊断。除此以外，还有哪些情况高度怀疑肠癌呢？

首先，从症状上来看，恶性肿瘤大多进展迅速，应特别关注短期内的体重明显下降，排便习惯改变后较早出现的肠梗阻、腹部隐痛等情况。

其次，影像学检查方面：①多排螺旋CT扫描不仅可以发现小的原发肿块，而且可以发现转移病灶，是评估结直肠癌的重要检查方法，对诊断及分期具有独特的优势。②核磁共振成像（MRI），在评估肠壁与周围组织器官的浸润情况方面，核磁共振比CT有更好的显示效果，并对结直肠癌的术前分期有更高的敏感性。临床上可结合CT与MRI的结果来评估患者的病情。③PET-CT可较好地显示细胞内代谢情况，可比CT、MRI更早发现病灶，因为肿瘤代谢异常往往在组织形态改变之前发生。但因费用昂贵，不适用于大范围人群筛查。所以，很少作为首选的影像学检查手段，常作为评估远处转移的工具。

最后，也是最重要的就是结肠镜检查，绝大多数结肠癌和直肠癌是起源于黏膜且突入管腔的腔内肿块。肿块可呈外生型或息肉状。若肿块质脆、坏死或溃疡的病变部位可能观察到出血（渗血或者明显出血），则高度怀疑恶性可能。但是，最终的确诊需要组织活检获取病理。

结直肠癌有哪些病理类型

（1）早期结直肠癌　是指癌组织局限于结直肠黏膜及黏膜下层，但未累及固有肌层，一般无淋巴结转移，为早期结直肠癌。

（2）进展期结直肠癌　①隆起型，指肿瘤的主体向肠腔内突出者。②溃疡型，肿瘤形成深达或贯穿肌层之溃疡者。③浸润型，肿瘤向肠壁各层弥漫浸润，使局部肠壁增厚，但表面常无明显溃疡或隆起。

（3）组织学类型　①腺癌（普通型），包括乳头状腺癌、管状腺癌等。其中管状腺癌为结直肠癌最常见的组织学类型。②腺癌（特殊型），包括黏液腺癌、印戒细胞癌、锯齿状腺癌、微乳头状癌、髓样癌、筛状粉刺型腺癌。③腺鳞癌。④鳞癌。⑤梭形细胞癌/肉瘤样癌。⑥未分化癌。⑦其他特殊类型。

什么情况下结直肠癌可以内镜下切除

早期结直肠癌可考虑内镜下切除，但决定内镜下切除前，需要仔细评估肿瘤大小、预测浸润深度、肿瘤分化程度等相关信息。

如果满足下列条件时可考虑内镜下切除病变：①肿瘤大小＜3cm，活动、不固定。②如扁平病变，当黏膜下浸润深度≤1000μm时，为黏膜下浅层浸润，是内镜治疗的适应证。

如果黏膜下浸润深度＞1000μm时，为黏膜下深层浸润，则不是内镜治疗的适应证，应考虑再行外科手术扩大切除范围。

内镜治疗仅适用于T1期肿瘤，分化程度为高-中分化，治疗前影像学检查无淋巴结转移的征象。经内镜切除的病变需完善病理相关检查，以决定是否需要再次行外科手术或扩大切除范围。

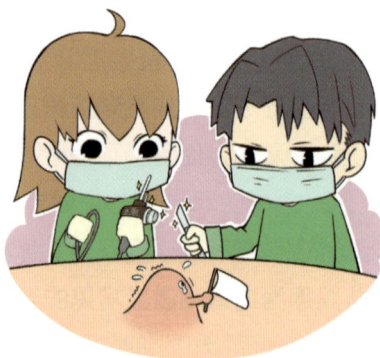

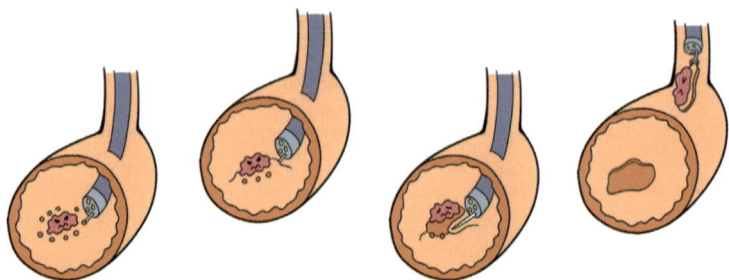

结直肠癌最容易转移的部位是哪里

结直肠癌的扩散与转移可通过以下4种方式：①直接浸润，首先向肠壁深层浸润型生长，向肠壁纵轴浸润发生较晚。直接浸润可穿透浆膜层侵入邻近脏器，如子宫、膀胱、输尿管等。②淋巴结转移，是最主要的扩散途径。如向结肠旁淋巴结、肠系膜血管周围及肠系膜血管根部淋巴结甚至腹股沟淋巴结转移。③血行转移，最常见转移至肝，肺、骨、脑的转移也可发生。④种植转移，就好像肿瘤细胞像小米粒一样被播撒到腹腔内，常见于腹膜种植转移。

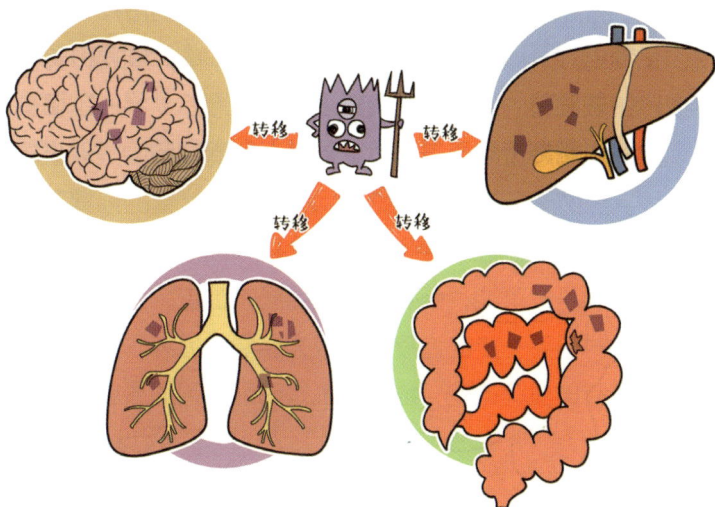

结直肠癌的治疗方法有哪些

（1）**手术治疗** 是结直肠癌的首选方法，手术的方法和范围取决于肿瘤的部位及浸润范围。

（2）**内镜下治疗** 结肠腺瘤癌变和黏膜内的早期癌可经结肠镜用高频电凝切除。

（3）**化学药物治疗** 大肠癌对化学药物不敏感，是一种辅助疗法。早期癌根治后一般不需化疗。

（4）**放射治疗** 用于直肠癌有局部淋巴结转移、肿瘤体积较大、肿瘤与盆腔粘连。术前放疗有助于切除肿瘤、防止扩散，术后继续放疗或与化疗联用可减少复发。

（5）**免疫和其他疗法。**

结肠癌患者术后需要根据手术过程及病理结果进行手术病理分期，并综合患者身体状态提供下一步的医疗建议。对于有高风险的患者，一定要继续给予辅助治疗（放疗、化疗、生物治疗、中医治疗及免疫治疗等），减少复发和转移的概率；对于低风险的患者，如果不需要辅助治疗，就一定要予以临床观察。判断是否吻合口复发或转移，复查结肠镜是最直接有效的手段。当然，应该在详细临床问诊和体格检查的前提下，首选影像学检查，如胸腹盆腔CT及核磁共振成像（MRI）等，如果发现吻合口复发可能，就必须进行结肠镜检查，并活检判断是否复发，这对于下一步的治疗方案极为重要。另外，如果出现肠道症状，伴有出血等改变，结直肠镜是明确原因的最重要的直接手段之一。

造口袋如何护理

随着结直肠癌发病率的升高，造口手术越来越常见。如何正确护理、更换造口袋显得尤为重要。结肠造口无需经常更换造口袋，一次性造口袋一般可用7天。但是流出物漏出周围皮肤时须立即更换。更换造口袋时，造口处的皮肤清洁和护理是重点。选择温和溶液能减少对皮肤疼痛特别敏感的患者的不适，用温水清洗周围皮肤，并保证皮肤干燥。如果流出物是液体，可以考虑使用皮肤屏障剂，轻擦皮肤表面，增强对皮肤的保护。根据患者的体型选择合适的造口袋，减少因用具配合不良导致的不适及不良反应。

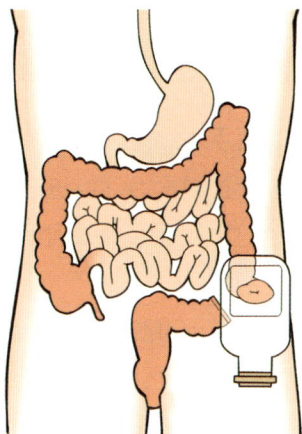

为什么有的结直肠癌需要先放疗后手术

提高手术可切除率　改善预后

缩小病灶

对于一些局部晚期的结直肠癌患者，尤其是伴有阳性淋巴结或cT3-4的患者，新辅助放疗同步化疗是标准治疗手段，可有效缩小病灶，提高手术可切除率，降低切缘阳性率，术后局部复发率也随之明显降低，部分患者可提高保肛率，明显改善预后，提高生活质量。通常术前放疗的剂量为50.4 Gy/28 fx，同时持续输注5-氟尿嘧啶或口服卡培他滨，休息7~8周开始手术。另外，也可以单独给予25 Gy/5 fx短程放疗，7~10天后手术，也是一个可以接受的标准手段。手术前一定要做盆腔MRI进行再评估，如果预期手术不能达到目的，可建议继续完成根治性放化疗。

目前新辅助治疗主要是针对某些中晚期肿瘤患者，术前进行的化疗、放疗或放化疗，这样可使肿瘤先缩小，再手术治愈肿瘤。辅助治疗则可能包括放疗、化疗、激素治疗或进一步手术治疗。辅助治疗是针对直接切除肿瘤组织或破坏肿瘤细胞而言的后续治疗。

术前治疗　中晚期肿瘤患者　后续治疗

从广义上讲肿瘤辅助治疗的内容很多，如肿瘤手术后的辅助化疗、化疗时止吐治疗、化疗时保护肝肾功能、保护骨髓组织的治疗、放射治疗时增敏治疗、肿瘤患者各种并发症的治疗、肿瘤患者各种护理治疗、生物治疗（免疫治疗）、心理治疗、晚期癌症的镇痛治疗等。

结直肠癌的化疗药物有哪些

关于结肠癌，常用的化疗方案有mFOLFOX6、CapeOx和FOX方案。这些方案为奥沙利铂、卡培他滨、亚叶酸钙和5-氟尿嘧啶的不同组合，其用药剂量、给药方式及用药间隔时间均有不同。一般来说mFOLFOX6、CapeOx方案为首选方案，FOX方案为其替代方案，具体方案的选择还需根据患者年龄、一般情况、术后病理等具体分析来定。

结直肠癌都要放化疗吗

术后是否需要进一步放化疗，不仅取决于术后病理结果，还与术中情况、患者本人身体状况及意愿密切相关。一般来讲，结直肠癌根治术后病理报告是判断是否放化疗的重要依据，凡是淋巴结转移阳性、脉管瘤栓、侵犯神经周围、侵犯浆膜或周围组织器官、低分化者，或者术中见肿瘤粘连、肠梗阻、肠穿孔，以及淋巴结清扫数目不详或不足12个，术后CEA持续高水平者，均为辅助化疗的适应证。对于符合化疗条件（消化道功能基本恢复，一般状况良好，外周血象和肝肾功能、心功能基本正常，无化疗禁忌证）的患者应尽快（术后3~4周）行术后辅助化疗6个月。对于上述情况的直肠癌应先行术后辅助放疗，短期休息后，继续行辅助化疗。如果条件允许，直肠癌术后同步放化疗是最佳的选择，预后明显优于其他方案（术后单纯辅助化疗或术后序贯放化疗或单纯辅助放疗）。但对于高龄、一般状况差、不能耐受化疗药物或者化疗效果差的患者可考虑尝试生物治疗，加强肿瘤终末期的对症支持治疗可能更为重要。

化疗药物都有哪些副作用

不同种类的化疗药物副作用也不尽相同，大致来说有以下一些副作用。

（1）骨髓抑制　用药后白细胞数量下降（停药后一周左右开始下降，至10天左右达到最低点，在低水平维持2~3日，即开始回升，历时7~10日后可恢复至正常），血小板数量也下降（血小板的下降比白细胞晚，但是回升非常快）。一般来说，紫杉醇、长春地辛、长春瑞滨、卡铂的骨髓抑制较重。

（2）**消化道症状** 恶心、呕吐、食欲下降、腹泻、便秘等情况。具体来说，顺铂、环磷酰胺、氟尿嘧啶恶心呕吐较明显；氟尿嘧啶及其衍生物、依立替康常有腹泻，严重者会导致死亡。

（3）**脱发** 并不是每种化疗药物均会引起脱发。最容易发生脱发的药物是抗生素类化疗药，如阿霉素、表阿霉素、博莱霉素。抗代谢类药物以及植物碱类化疗药液易发生脱发，如紫杉醇、依托泊苷、长春新碱等。治疗结直肠癌的常用化疗药物较少引起脱发。

（4）**肝肾功能损害** 若肝肾功能受损明显需停用化疗药物。

（5）**其他** 如心脏毒性、神经毒性、引起肺纤维化等副作用。但是，也无需过多担心，用药期间密切监测药物不良反应，及时对症，必要时可更换化疗药物。

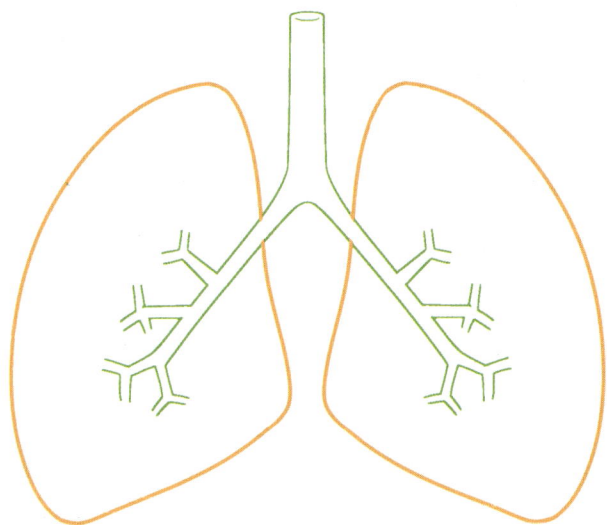

戒烟

多吃新鲜蔬菜和水果

定期体检

坚持锻炼，增强免疫力

肺癌

肺癌是一种什么病

发病率高

死亡率高

好发于老年人

多见于男性

城市高于农村

所谓肺癌，就是肺上长出来的癌症，也就是来源于气管、支气管黏膜或腺体的恶性肿瘤，病理类型主要包括鳞癌、腺癌、小细胞癌和大细胞癌等。

肺癌可以称之为第一大癌，据世界卫生组织统计，近年来肺癌在许多国家往往都是恶性肿瘤里的男性第一位、女性第二位，而且发病率和病死率总体仍呈明显上升趋势。我国的情况也是如此，因为人口基数较大，肺癌发病人数占全球恶性肿瘤患者的35.78%，死亡人数占全球的37.55%。全国癌症登记中心数据显示，2013年中国肺癌发病73.3万人，死亡59.1万人，发病率和死亡率分别为53.86/10万和43.41/10万，均位居我国恶性肿瘤发病和死亡首位。

肺癌的流行病学具有以下特点：①好发于老年人，40岁后开始发病增多，40岁前相对较少，其高峰发病年龄在60～75岁间，75岁以上有所下降。②多见于男性，我国肺癌患者男女之比为2.31:1。③城市高于农村。肺癌的发生与许多因素有关，如吸烟和二手烟，二氧化硅、石棉、锡、煤焦等职业因素，以及饮食、烹饪油烟、空气污染等。前三次死因调查数据显示，肺癌是我国人群死亡率上升最快的癌种，因此更应该给予足够重视，进行积极防控。

目前公认的肺癌危险因素有如下几项：①吸烟，是肺癌最重要的危险因素，大量的调查资料均证实肺癌的发生与吸烟密切相关。据估计，约87%的肺癌发生与吸烟有关。我国吸烟的情况非常严重，近3亿人有吸烟习惯。城市中男性成年人吸烟率近50%、女性近5%。除主动吸烟外，被动吸烟者发生肺癌的危险也有所增加。②职业因素，有证据的致人类肺癌职业因素包括接触石棉、无机砷化物、煤烟、焦油和多环芳烃、二甲基硫酸等，主要致鳞癌和未分化小细胞癌。③空气污染，主要原因是工业和交通发达地区的汽车废气、工业废气、公路沥青都有苯并芘等致癌物质存在。室内小环境污染，包括被动吸烟、燃料燃烧和烹调过程中可能产生的致癌物。④辐射，大剂量电离辐射可引起肺癌，氡气所产生的 α 射线是肺癌的危险因素。⑤肺的慢性疾病，如肺结核、肺支气管慢性炎症以及慢性阻塞性肺病与肺癌的发生有关。⑥个体因素，如家族遗传、免疫功能降低、代谢活动、内分泌功能失调等，可能对肺癌的发生起到一定的促进作用。

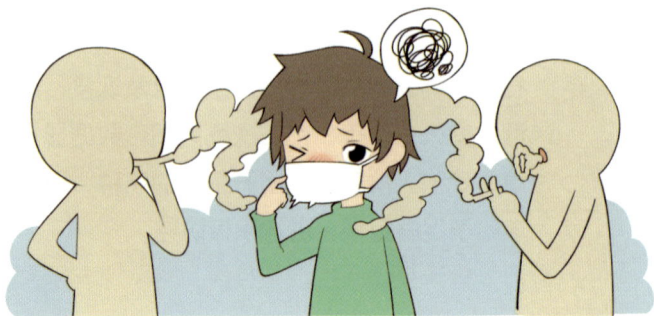

肺癌可以分为哪几种类型

肺癌按解剖学部位分类可以分为：①中央型肺癌，发生在段支气管以上至主支气管的癌肿称为中央型，约占3/4，以鳞状上皮细胞癌和小细胞未分化癌较多见。②周围型肺癌，发生在段支气管以下的肿瘤称为周围型，约占1/4，以腺癌较为多见。

肺癌按组织病理学分类可以分为：①小细胞肺癌，癌细胞呈类圆形或梭形，胞浆少，类似于淋巴细胞。易于侵犯血管和早期转移到肺门和纵隔淋巴结。癌细胞生长快、较早出现远处转移。小细胞肺癌应选用化疗加放疗，必要时辅以手术。②非小细胞肺癌，主要包括鳞状细胞癌、腺癌、大细胞肺癌、腺鳞癌等。非小细胞肺癌首选手术治疗，辅以化疗和放疗。鳞状细胞癌是最常见的类型，占原发性肺癌的40%~50%，多见于老年男性，与吸烟关系非常密切。腺癌则以女性多见，与吸烟关系不大，多生长在肺边缘小支气管的黏液腺，腺癌约占原发性肺癌的25%。腺癌血运丰富，故局部浸润和血行转移较鳞癌早。易转移至肝、脑和骨，更易累及胸膜而引起胸腔积液。

小细胞肺癌和非小细胞肺癌有什么区别

单独划分小细胞肺癌是因为它是一种恶性程度较高的肿瘤，在各类肺癌中预后最差，有着其特殊的生物学行为和治疗方式。小细胞肺癌的肿瘤细胞在显微镜下体积较小，而且细胞核大，几乎填充了整个细胞体。小细胞肺癌较其他类型肺癌诊断前期短，确诊后的生存期也短。小细胞肺癌患者自诊断起如不治疗，中位生存期不足3个月，2年生存率小于1%。小细胞肺癌大多为中央型肺癌，分化程度低，生长快，较早出现淋巴结转移或侵入血管经血液广泛转移到身体远处器官组织，因此小细胞癌对放射治疗及 / 或抗癌药物治疗敏感度高。治疗上一般不主张手术，以全身化疗及放疗为主。而非小细胞型肺癌，包括鳞癌、腺癌、大细胞癌，与小细胞癌相比其癌细胞生长分裂较慢，扩散转移相对较晚。非小细胞肺癌的治疗要根据肺癌的临床分期来进行。对Ⅰ、Ⅱ、ⅢA期主要以手术切除为主，淋巴转移显著者于手术前可辅以化疗或放疗。

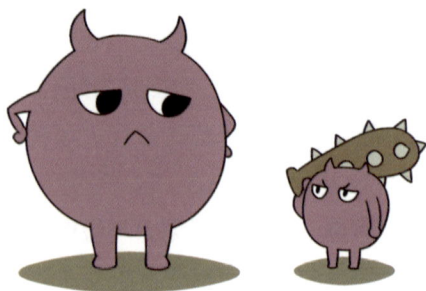

肺癌的分期要看哪些指标

肺癌的分期主要是以TNM进行划分，T是肿瘤大小，N是淋巴结是否转移，M代表是否有远处转移。

T分期

TX：未发现原发肿瘤，或者通过痰细胞学或支气管灌洗发现癌细胞，但影像学及支气管镜无法发现。

T0：无原发肿瘤的证据。

Tis：原位癌。

T1：肿瘤最大径≤3cm，周围包绕肺组织及脏层胸膜，支气管镜见肿瘤侵及叶支气管，未侵及主支气管。

T1a：肿瘤最大径≤1cm。

T1b：肿瘤最大径＞1cm，≤2cm。

T1c：肿瘤最大径＞2cm，≤3cm。

T2：肿瘤最大径＞3cm，≤5cm。侵犯主支气管（不常见的表浅扩散型肿瘤，不论体积大小，侵犯限于支气管壁时，虽可能侵犯主支气管，仍为T1），但未侵及隆突；侵及脏层胸膜；有阻塞性肺炎或者部分或全肺肺不张。符合以上任何一个条件即归为T2。

T2a：肿瘤最大径＞3cm，≤4cm。

T2b：肿瘤最大径＞4cm，≤5cm。

T3：肿瘤最大径＞5cm，≤7cm。直接侵犯以下任何一个器官，包括胸壁（包含肺上沟瘤）、膈神经、心包；同一肺叶出现孤立性癌结节。符合以上任何一个条件即归为T3。

T4：肿瘤最大径＞7cm。无论大小，侵及以下任何一个器官，包括纵隔、心脏、大血管、隆突、喉返神经、主气管、食管、椎体、膈肌；同侧不同肺叶内孤立癌结节。

N分期

N X：区域淋巴结无法评估。

N0：无区域淋巴结转移。

N1：同侧支气管周围及（或）同侧肺门淋巴结以及肺内淋巴结有转移，包括直接侵犯而累及的。

N2：同侧纵隔内及（或）隆突下淋巴结转移。

N3：对侧纵隔、对侧肺门、同侧或对侧前斜角肌及锁骨上淋巴结转移。

M分期

MX：远处转移不能被判定。

M0：没有远处转移。

M1：远处转移。

M1a：局限于胸腔内，包括胸膜播散（恶性胸腔积液、心包积液或胸膜结节）以及对侧肺叶出现癌结节（许多肺癌胸腔积液是由肿瘤引起的，少数患者胸液多次细胞学检查阴性，既不是血性也不是渗液，如果各种因素和临床判断认为渗液和肿瘤无关，那么不应该把胸腔积液纳入分期因素）。

M1b：远处器官单发转移灶为M1b。

M1c：多个或单个器官多处转移为M1c。

然后再根据不同的TNM组合，来具体划分某个患者的临床分期属于Ⅰ、Ⅱ、Ⅲ、Ⅳ期当中的哪个具体分期。

肺癌的不同分期有什么意义

肺癌的不同分期决定了肺癌患者具体的治疗方法和对预后的判断。具体来讲，如果是ⅠA期患者，肿瘤往往小于3cm，未累及主支气管和脏层胸膜。这样的患者5年生存率能够达到77%～92%。治疗首选手术，进行肺叶切除和肺门纵隔淋巴结清扫术，术后往往不用化疗。

而如果到了ⅡB期，肿块就大于5cm了，5年生存率就只有53%，手术后需要接受化疗等辅助治疗。

而到了ⅢA期5年生存率就只有36%了，手术后可能化疗的同时还需要放疗。而ⅢB期5年生存率就只有26%，ⅢC期5年生存率就只有13%了，下降得非常厉害。

一旦到了Ⅳ期，手术往往就不能做了，只能靠化疗、放疗、靶向药物治疗，5年生存率也只有不到10%。

因此说，癌症诊断早晚的差别往往就是生和死的差别，肿瘤的早诊早治是防治癌症的有效途径，一定要在肿瘤还处于早期就诊断它并及时进行治疗。

哪些人容易患肺癌

肺癌的高危人群主要包括：①40岁以上，吸烟大于20包年以上。开始吸烟的年龄愈小，吸烟年数愈多，则患肺癌的危险愈大。②有肺癌家族遗传病史。③接受过放射线照射者。④职业上接触无机砷、石棉、铬、镍、化工原料等，以及工作环境空气较差者。⑤慢性肺部疾病患者，如慢性阻塞性肺病、肺结核等，这些患者患肺癌的危险较一般人高。以上这些人群应该密切关注肺癌的筛查。

如何进行肺癌的预防

肺癌的预防可以分为一级预防和二级预防。一级预防就是远离肺癌相关危险因素的侵袭。主要包括：①戒烟，吸烟是导致肺癌的主要因素，要积极宣传烟草的害处，禁止室内和公共场所吸烟，鼓励吸烟者戒烟。②减少工业污染的危害，改善工作场所的通风环境，做好工作防护，减少有害物质的吸入。③减少环境污染，污染大气中含有苯并芘、二氧化硫、氧化氮等致癌因子。应积极做好大气污染防治，雾霾天气要注意减少户外活动。④保持良好心情，精神愉快，维持正常的免疫力。⑤要注意健康饮食，多吃新鲜蔬菜和水果，少吃不健康食品。⑥要注意加强户外活动，增强体质，积极防治呼吸道疾病。

二级预防就是要早期发现、早期治疗，早诊早治是改善肺癌生存的有效途径。主要包括：①定期体检，包括胸部低剂量CT及其他相关检查，如肿瘤标志物CEA、NSE、CYFRA21-1等。②注意肺癌高危人群的监测，做到早期发现。高危人群主要包括40岁以上长期重度吸烟者；无明显诱因刺激性咳嗽持续2~3周，治疗无效者；原有慢性呼吸道疾病，近期咳嗽性质改变者；短期内痰中带血而无其他原因解释者等。

肺癌的防治要养成良好的生活习惯，减少对有害物质的接触，平时注意按时体检是早发现、早治疗的根本所在。

为什么预防肺癌要戒烟

癌症的发生原因错综复杂，与环境因素、心情、遗传、生活方式都有关系，吸烟只是其中的一个重要因素。这个问题已经研究了近百年，吸烟的危害是毋庸置疑的。吸烟和肺癌并非简单的因果关系，吸烟增加了肺癌和其他疾病的风险，对于某个人而言，其风险可能就是从几万分之一增加到万分之一或几千分之一。我国每年死亡830多万人，其中因吸烟导致者高达100余万人，其中肺癌约为60万人。流行病学数据表明，吸烟是引起肺癌的最重要原因，90%的肺癌是由于主动吸烟和被动吸烟（二手烟）所致，吸烟者肺癌死亡率比非吸烟者高4～10倍。所以说，不能因为个别人吸烟没患肺癌就忽视吸烟与肺癌的关系。

为什么有好多人不吸烟也患肺癌

不吸烟的人也有患肺癌的，因为肺癌的危险因素本来就不仅仅是吸烟一个原因，环境、遗传、免疫、慢性肺部疾病都与肺癌的发生有关。像云南个旧、宣威的肺癌高发就与当地的工作环境有关。女性吸烟者较少，但是肺癌的发病率近年来上升较快，可能与空气污染、厨房油烟、二手烟都有关系。例如农村地区长期使用固体燃料、室内通风不足，室内烟雾浓度大幅度上升，将大大增加人体罹患慢性肺部疾病、肺癌的概率。对城市居民而言，装修材料导致的室内污染也是导致肺癌的重要原因。室内氡已成为仅次于吸烟的肺癌第二大诱因。氡的接触量与肺癌的风险成正比。平均每立方米空间内氡含量升高100贝克勒尔，肺癌风险便增加16%。

肺癌的诊断方法有哪些

严格来说，肺癌的诊断方法主要有以下几种，这些方法在肺癌的诊治过程中可有选择的结合应用。

（1）**胸部X线检查** 是诊断肺癌的一个重要手段，可通过透视或正侧位X线胸片发现肺部阴影。

（2）**胸部CT** 可以较早发现和清楚显示在肺门、肺内及纵隔内病变的大小、形状和累积范围，有助于诊断肺癌是否能切除。

（3）**核磁共振成像（MRI）** 确定肺癌浸润范围、分期和对手术切除可能性的判断。

（4）**正电子发射计算机体层扫描（PET-CT）** 有助于鉴别肿瘤的良、恶性以及是否出现转移病灶。

（5）**痰细胞检查** 通过痰检可使部分肺癌患者获得确诊，同时可判断肺癌的组织学类型，但要连续检查多次才有可能获得结果。

（6）**纤维支气管镜检查** 可以获取病理学诊断，对确定病变范围、明确手术方式有帮助。

（7）**经皮肺穿刺活检** 适用于痰细胞学和支气管镜检查无法获得阳性结果的肺内病变，可以诊断肺癌的组织学类型。

（9）**纵隔镜检查** 有利于肿瘤的诊断及TNM分期。

（10）**胸腔镜检查** 主要用于确定胸腔积液或胸膜肿块的性质。

（11）**血清肿瘤标志物检测** 通过对血液内的肿瘤标志物检测来间接判断病灶的存在及性质。

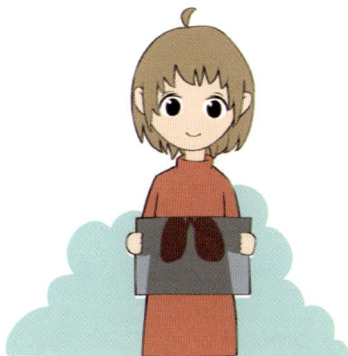

我们这里所说的肺癌的早期诊断方法更侧重于正常人群对肺癌的筛查方法，而不是患肺癌后的确诊方法，因此更加关注于早期诊断的意义，也就是说能否降低死亡率。这样来说有效的肺癌早期诊断方法主要包括胸部低剂量CT。胸片和痰细胞学检查也可以作为肺癌筛查的方法，但是其不能有效降低人群的肺癌死亡率，因此不能作为首选的肺癌筛查方法。已经证实胸部低剂量CT筛查肺癌可以降低人群肺癌死亡率20%，因此还是非常有意义的。肿瘤标志物检查也是一个比较方便的检查，但是敏感性和特异性都不是太高，可以作为一个参考，一般建议多种肿瘤标志物联合检测，效果会更好。肺癌的肿瘤标志物主要包括CEA、CA12-5、SCC、CYFRA21-1、NSE以及ProGRP等。

胸部低剂量CT

胸片和痰细胞学检查

肿瘤标志物检查

胸片和胸部 CT 有什么区别

胸部CT和胸片是两种不同的检查方法，也是肺部病变的两种主要检查方法。这两种方法都是使用X线进行检查，但是胸片就像我们平时用相机拍照一样，是将胸部所有结构均显示在一张片子上，因此是一个重叠的图像，会由于组织结构的重叠、遮挡使胸部的某些病变显示不清，而且也难以观察病变的细节，因此临床上大多将胸片作为第一步的检查方法。而胸部CT与胸片不同，是一种断层成像，就像把人体切成一片一

谈癌不色变

片来观察，因此不容易漏掉病变。而且现在的CT技术还可以切得很薄，达到1mm一层，更是可以明察秋毫。

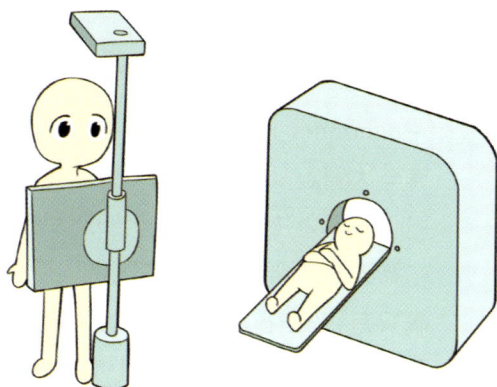

用 CT 筛查肺癌辐射会不会很大

胸部CT被公认为是显示肺部病变最敏感的影像学检查方法，但是大家一看到CT往往就会想到辐射量很大，对身体会造成很大伤害。较X线平片而言，胸部CT在肺部疾病的诊断中极大地提高了占位病变检出的敏感性和特异性，但是其曝光剂量也高于X线平片10～100倍，因此严重影响了CT在胸部体检中的广泛应用。

现在我们用于肺癌筛查的CT叫作胸部低剂量CT，辐射比正常的CT要小很多。与常规CT扫描条件相比，胸部低剂量CT调低球管的电压和电流，使患者所受的X线照射剂量下降了80%甚至更多，大大减少了X线对人体可能造成的损伤。接受3～4次胸部低剂量CT检查仅相当于1次常规胸部CT的辐射量，但是敏感性比胸片要提高4～5倍。因此胸部低剂量CT更适合对人群进行肺癌的筛查，大家没有必要再为用CT筛查肺癌受辐射而担心了。

发现肺上有结节怎么办

肺内病灶　检出率较高　并非都是恶性　综合判断

肺结节即在胸片或CT扫描中不透明、圆形或者椭圆形，轮廓分明或不分明，直径<3cm，并且由肺实质包围着的肺内病灶。随着肺癌筛查意识的提高以及低剂量螺旋CT的普及应用，肺结节（Pulmonary nodules）被不断发现，其检出率甚至达到2/3以上。但发现肺上有结节不用过分担心，因为并不是所有的结节都是恶性的，肺癌和肺结节之间是不能画等号的。所有肺结节里大概只有1%左右是恶性的，但是随着结节的增大恶变率就会显著增加，我们需要综合考虑，根据结节的大小、形状、密度、边界、生长速度以及位置来判断其性质，同时还要结合患者本身是否具有肺癌的高危因素等指标来综合判断这些结节是需要临床切除还是要定期观察。

哪些肺结节需要警惕肺癌

低剂量螺旋CT筛查发现的结节可分为两大类：肯定良性结节或钙化性结节，以及不确定结节或非钙化性结节。后者根据结节性质及大小确定随访原则，并根据随访中结节的生长特性确定是否进行临床干预。在基线筛查中，若实性结节或部分实性结节直径≥5mm，或非实性结节直径≥8mm，或发现气管或/及支气管可疑病变，或低剂量螺旋CT诊断为肺癌的肺部单发、多发结节或肺癌包块，应当进入临床治疗程序则定义为阳性。年度筛查中发现新的非钙化性结节或气道病变，或发现原有的结节增大或实性成分增加，则定义为阳性。这些结节需要警惕，要密切观察或者进行临床处理。

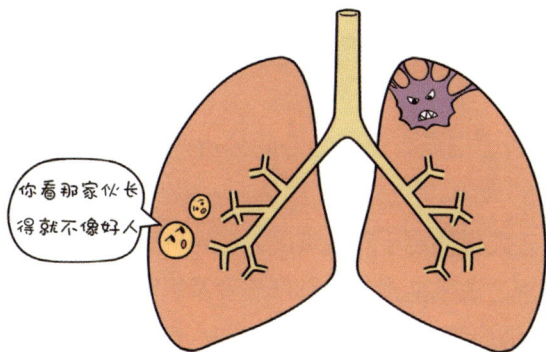

支气管镜检查有哪些用处

支气管镜检查是将细长的支气管镜经口或鼻置入患者的下呼吸道，即经过声门进入气管和支气管以及更远端，直接观察气管和支气管的病变，并根据病变进行相应的检查和治疗。广义上，包括经支气管镜病灶活检、支气管黏膜活检、经支气管镜透壁肺活检及经支气管镜针吸活检。大多数肺部及气道疾病，如肿瘤、间质性肺病、肉芽肿性疾病以及某些感染性疾病需要通过支气管镜活检术来确定诊断。支气管镜可在局麻下进行，操作方便，患者痛苦少。可视范围达主支气管、叶支气管、段支气管及次段支气管，还可以对看到的病变部位采取组织用于病理检查，也可在病变部位用小刷子刷取细胞用于细胞学检查，以达到明确诊断的目的。

医生通过支气管镜观察后，根据病变的范围和严重程度，可以对肺癌进行分期，以指导选择恰当的治疗方案。对于一些气管内肿瘤，还可以行支气管镜下肿瘤切除术，避免了开刀手术的痛苦。另外，对于不适合手术的肺癌患者，可在支气管镜下行冷冻治疗术、注射化疗药物、光动力治疗、内支架置入、腔内放疗等。

肺穿刺是怎么一回事

肺穿刺多是指经皮进行肺部穿刺，取得组织病理结果以利于诊断和治疗，多用于肺周边部病变或弥散性肺病变的诊断和鉴别诊断。其中CT引导下穿刺适用范围广，临床应用最多。

CT横断层扫描有良好的空间分辨率和密度分辨率，可准确显示病灶的大小、位置及内部情况，以及与血管等周围结构的解剖关系，尤其适用于定位难度大、病灶在肺门及纵隔附近的病例。对常规方法未能确诊的肺部病变及纵隔肺门占位病变，应用CT引导下肺穿刺抽吸和活检能取得较满意结果。准确性较高且并发症较低，可作为肺内孤立性小结节灶定性诊断的首选方法，其操作简单、安全、可靠。如果病变紧贴胸壁时，在B超下可清楚显示，也可以在超声引导下进行肺部穿刺。

肺癌有哪些治疗方法

目前，在临床上应用的比较多、疗效也比较确切的肺癌治疗方法分三大类：内科治疗、外科治疗以及放射治疗。一般来说，肺癌患者需要采取什么治疗方法取决于所患肺癌的病理类型和临床分期。

（1）内科治疗　目前，肺癌的内科治疗主要包括化学治疗和靶向治疗。对于不能做根治手术的患者，化疗是最主要的治疗方法。在肺癌的病理分型中，小细胞肺癌对化疗的敏感性最好，其次是肺腺癌，而肺鳞癌对化疗敏感性相对较差。虽然化疗存在毒副作用，但接受治疗的患者相比未接受治疗的患者有一定的生存获益。尤其是对于小细胞肺癌和肺腺癌，这种获益是非常大的，能明显延长寿命，减轻症状。

肺癌靶向治疗是对传统化学治疗的新补充，它的毒副作用小，患者生活质量高。进行肺癌靶向治疗的患者在治疗之前往往需要做基因突变检测。

（2）外科治疗 即手术治疗，有手术条件和适应证的肺癌病灶原则上都应争取手术切除。外科手术治疗主要适用于早期肺癌病例行根治性手术。除了根治性手术，胸外科医生还可以做肺癌的姑息性手术、减瘤手术和减症手术，这些手术也可以在一定程度上清除肿瘤细胞，也是治疗肺癌的手段之一。

（3）放射治疗 主要适用于对放射线敏感的病例（如小细胞肺癌），但肿瘤广泛者或病理类型对放疗不敏感者不适于放疗。放射治疗可减少放疗区域内的肿瘤细胞，但放疗对照射范围内的正常组织也会有一定损伤。

（4）其他治疗 主要包括中药治疗、介入治疗、免疫治疗，免疫治疗中肺癌疫苗、免疫调节剂、细胞免疫等免疫治疗方法在肿瘤综合治疗中正发挥越来越重要的作用。

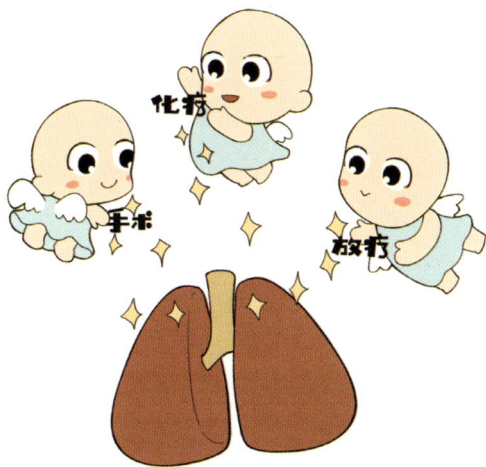

肺癌患者首选外科手术治疗，术后再辅助其他治疗，一般可取得最佳的治疗效果。因为手术可以切除早期局限性肿瘤，达到临床根治，还可以切除大部分癌症组织并清除淋巴结，为术后的放化疗创造有利条件。因此对于适合手术的ⅢA期以上的患者均应行手术治疗，而ⅢB期和Ⅳ期一般不适合手术，ⅢA期的患者则有的可以直接手术，有的需要做新辅助化疗后再争取手术。当然，是否能够手术还要结合患者的病理类型和身体的综合评价，小细胞肺癌一般是不建议手术而采取放化疗治疗的，对于近期内有严重心肺功能低下或心绞痛的患者、重症肝肾疾患及糖尿病患者，以及有麻醉禁忌和其他手术禁忌的患者也不适合手术治疗。

手术治疗是肺癌治疗的重要方法，随着医学科技的不断发展，肺癌的治疗手段也有了不断地提高，体现在外科手术上为手术方式更加的多样化与针对化，笼统来说可以分为将肿瘤和淋巴结完全切除的根治性手术，肿瘤有残留的姑息性切除术以及以诊断为目的的活检手术。

从切除的范围上可以分为：楔形切除术、肺叶切除术、复合肺叶切除术、全肺切除术、气管和血管成形的手术等。

从切口和创伤的大小可以分为常规的开胸手术、小切口开胸手术和胸腔镜微创手术。

肺癌选择开胸手术好还是胸腔镜手术好

胸腔镜手术通过在胸壁上打几个孔放入手术器械，就可以把胸腔内的情况显示在电视屏幕上，医生通过操作手术器械在胸腔外完成手术。因为胸腔镜手术没有传统手术那么大的手术切口，创伤较小，所以术后疼痛明显减轻，而且因为没有开胸，胸壁的肌肉没有切断，手术时间明显缩短，出血量明显减少。对于淋巴结清扫，胸腔镜可以达到与开胸相同的效果，手术后恢复较快，并发症也明显下降，术后恢复起来更加顺利。现在已经普遍接受早期肺癌可以通过胸腔镜来完成标准的肺癌根治术。

但是如果患者有广泛的胸膜粘连、不能耐受单肺通气者、接受过胸部高剂量放射治疗、接受过胸膜固定术、有脓胸史、肿瘤侵犯胸壁的患者都不适合胸腔镜手术。

什么样的肺癌要进行内科治疗

肿瘤本身发展时间就很长，有些患者手术后因为病期略晚，在治疗前可能全身就有癌细胞存在了，术后出现复发或转移的可能性就会比较大，因此在手术或放疗这些局部治疗方法完成后常常还需要进行辅助化疗。辅助化疗的目的就是杀灭那些看不见的微转移灶或者癌细胞，减少复发和转移的可能，提高治愈率，改善生存质量。是否需要辅助化疗要根据原发肿瘤的大小和淋巴结是否转移，以及是否存在复发或转移的高危因素（如分化程度、脉管瘤栓等）来综合判断。

什么样的肺癌需要进行放射治疗

经过几十年的发展，放疗技术日益完善和精准，现在放射治疗已经成为一种非常重要的肺癌治疗方法，占有十分重要的地位。一般情况下，早期无法手术或拒绝手术的患者可以通过放疗获得非常好的治疗效果。需要放疗的情况包括：已经手术的非小细胞肺癌，如果肿瘤累及胸壁，术后病理提示切缘阳性，有多枚淋巴结转移以及有其他预后不良因素的患者；局部晚期的非小细胞肺癌患者；局限期的小细胞肺癌以及全身情况控制良好的广泛期小细胞肺癌患者；合并脑转移、骨转移等晚期肺癌患者的姑息性放疗。

肺癌的基因检测有用吗

人体中某些基因与治疗肺癌的靶向或化疗药物的作用是密切相关的，对这些特定基因进行检测，分析基因状态即可预判出患者对于各种抗肿瘤药物的敏感性，从而判断药物治疗的疗效，进而提高抗癌药物治疗的针对性和有效率。通过进行肺癌相关基因检测，如EGFR、K-RAS、ALK、ERCC1和RRM1等基因，根据基因检测的结果再选择使用哪一种化疗药物或分子靶向治疗药物，从而实现肺癌的个体化治疗。有EGFR基因敏感突变的非小细胞肺癌患者服用EGFR-TKI靶向药物如吉非替尼、厄洛替尼或埃克替尼，其有效率较没有EGFR基因突变的患者疗效要提高十几倍。对于没有EGFR基因突变的非小细胞肺癌患者则可以避免无效的用药治疗。

肺癌的靶向治疗是怎么回事

靶向治疗是在细胞分子水平上针对已经明确的致癌位点的治疗方式，该位点可以是肿瘤细胞内部的一个蛋白分子，也可以是一个基因片段。分子靶向治疗的靶点是针对肿瘤细胞的恶性表型分子，作用于促进肿瘤生长、存活的特异性细胞受体、信号传导等通道，新生血管形成和细胞周期的调节，实现抑制肿瘤细胞生长或促进凋亡的抗肿瘤作用。与传统细胞毒化疗不同，肿瘤分子靶向治疗具有特异性抗肿瘤作用，并且毒性明显减少，开创了肿瘤内科治疗的新领域。肺癌的靶向治疗药物主要包括吉非替尼、厄洛替尼、索拉非尼以及西妥昔单抗、曲妥珠单抗等。

肺癌治疗后的生存怎么样

在全球范围内，肺癌为发病率和死亡率最高的恶性肿瘤。因为约2/3的患者就诊时已出现区域或远处转移，所以总的5年生存率只有不到20%。但是早期发现的肺癌5年生存率大大提高，数据显示通过低剂量CT筛查检出的早期（Ⅰ期）肺癌，预期10年生存率可达88%。临床统计显示，如果是ⅠA期患者，5年生存率能够达到77%～92%，术后往往不用化疗。如果到了ⅡB期，5年生存率就只有53%，手术后还要接受化疗等辅助治疗。而到了ⅢA5年生存率就只有36%了，手术后进行化疗的同时还需要放疗。而ⅢB期、ⅢC期的5年生存率就分别只有26%和13%了。到了Ⅳ期，5年生存率往往不到10%。因此肺癌早期诊断的作用远比治疗更大。

肺癌治疗后复查需要注意哪些问题

肺癌患者治疗结束后应该间断复查，以便于随时发现病情变化及时做出处理。一般情况下，建议手术后的两年内每3个月复查一次，2～5年每半年复查一次，5年以上每年复查一次。具体到每个患者当然还要根据具体的病情建议复查的时间和内容。

一般的复查项目主要包括胸部增强CT、全身骨扫描、头部核磁共振、血常规和生化检查、肿瘤标志物以及超声检查。其中监测恶性肿瘤复发是肿瘤标志物在临床中应用的重要部分，在复查过程中一旦出现肿瘤标志物的异常升高应警惕肿瘤复发或进展的可能。

肺癌患者如何注意饮食

在肺癌的预防和治疗当中，饮食一直发挥着重要的作用。生活中有许多食物都具有防癌抗癌的功效，肺癌患者通过科学的饮食调整，也可以起到增强自身免疫力、改善身体状态的作用。肺癌患者的饮食搭配要注意多样化。多菜谱，忌单调，营养成分要均衡，注意饮食结构，不能偏食。同时也要注意食物的感官性状，在色香味上多下功夫，增加患者的食欲。癌症患者在手术后都会有不同程度的气血亏损，脾胃虚弱，进行饮食调理的时候就要注意补充营养和能量，以高蛋白、高维生素、高能量饮食为主，同时也要注意身体各器官的平衡，以促进能量的吸收。对于放化疗过程中的患者需要促进骨髓造血功能的恢复，饮食宜以清淡为主，多服用蔬菜水果及富含蛋白质和铁质的食物等。当然，凡事都有个度，也不能光想着患者身体差，一味给患者提供大补的饮食，那样反而可能会把身体搞乱了，影响治疗和术后的恢复。

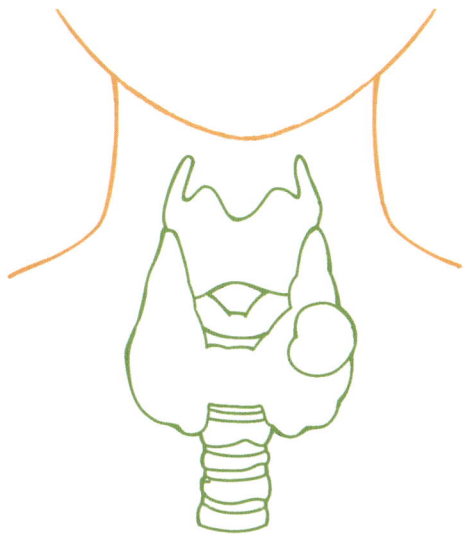

甲状腺癌

适当补碘

减少接触电离辐射

良好的饮食习惯和生活方式

甲状腺在人体中的作用是什么

甲状腺是一个位于气管前的小器官，但它却是人体最大的内分泌器官，在调控人体的许多功能方面发挥着关键作用。甲状腺的主要功能是合成和分泌甲状腺素，调节身体的新陈代谢和生长发育，对维持身体的所有组织、器官正常运转起重要作用。甲状腺激素能促进生长激素的分泌，并可提高绝大多数组织的耗氧率，增加产热，使人体的能量代谢维持在一定水平，调节体温恒定。甲状腺激素还与维持正常的神经系统功能、性腺功能、肾上腺皮质功能、胰岛的正常功能等有关。

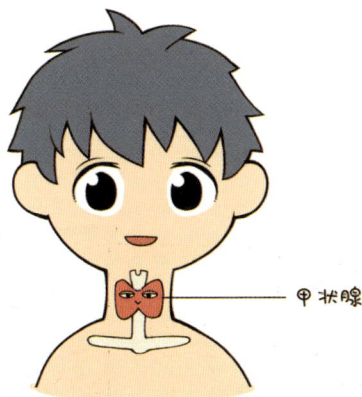

甲状腺

甲状腺容易患哪些疾病

甲状腺是人体重要的内分泌器官，容易出现甲状腺肿、甲状腺功能异常、甲状腺炎、甲状腺结节、甲状腺癌等疾病。

（1）甲状腺功能异常 包括甲状腺功能亢进症和甲状腺功能减退症。甲状腺功能亢进症简称"甲亢"，是由于甲状腺合成释放过多的甲状腺激素，造成机体代谢亢进和交感神经兴奋，典型症状有心悸、怕热多汗、紧张焦虑、多食消瘦、烦躁易怒、手颤、眼突、脖粗颈大、休息时心率大于100次/分等。甲状腺功能减退症简称"甲减"，是由于甲状腺激素缺乏或不足，或靶组织对甲状腺激素的敏感性降低导致机体代谢活动下降而引起的疾病。多见于40岁以上女性，通常表现为黏液性水肿面容，同时还有注意力不集中、疲倦嗜睡、情绪低落、智力减退等症状。

（2）甲状腺炎　常见的有桥本甲状腺炎和亚急性甲状腺炎。其中桥本甲状腺炎最常见，又称慢性淋巴细胞性甲状腺炎，是一种甲状腺自身免疫性疾病，多见于30～50岁女性。主要表现为甲状腺弥漫性肿大，甲状腺功能可正常，也可表现为一过性甲亢，或出现永久性甲减。亚急性甲状腺炎是一种多与病毒感染有关的甲状腺炎，是最常见的导致甲状腺疼痛的原因，其他表现还有发热，病情较重者可伴有耳后、下颌或头枕部放射性疼痛。

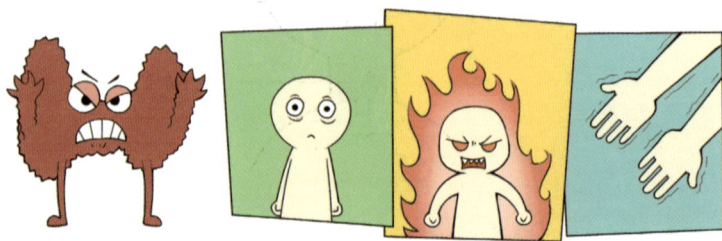

甲亢：眼突、怕热、脾气暴躁、手抖等

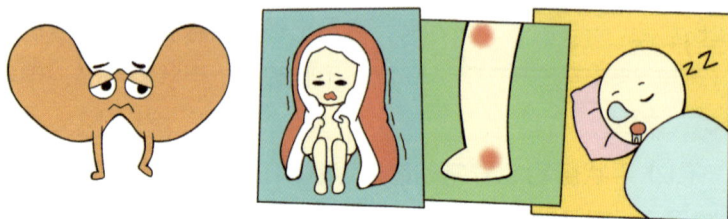

甲减：怕冷、关节痛、嗜睡等

（3）**单纯性甲状腺肿**　又称地方性甲状腺肿，是由于缺碘引起的甲状腺肿大，有地域性特点，女性多见，甲状腺呈对称的弥漫性肿大，以内科治疗手段为主，在流行区给予补充碘盐预防。

（4）**甲状腺癌**　是发生在甲状腺的恶性肿瘤，以下颈部肿块为最常见的临床表现，绝大多数发生于一侧甲状腺，根据甲状腺癌不同的病理类型，其治疗原则也不同。

患甲状腺癌的原因是什么

甲状腺癌的发生是多因素综合作用的结果，确切病因目前尚不明确，其发生可能与下列因素有关。

（1）**放射性损伤**　射线辐射与甲状腺癌发生显著相关，尤其是在婴幼儿或儿童期颈部接受过放射治疗，甲状腺癌的患病率明显增加。

（2）**碘缺乏和碘过量**　流行病学调查发现，碘摄取过量或碘缺乏均可使甲状腺癌发病率增加。

（3）**其他甲状腺病变**　地方性或散发性甲状腺肿、甲状腺良性结节、自身免疫性慢性甲状腺炎、甲亢等甲状腺疾病可能与甲状腺癌的发病有一定关系。

（4）**遗传因素**　约20%甲状腺髓样癌有明显的家族史，而且往往合并有嗜铬细胞瘤等，推测这类癌的发生可能与染色体遗传因素有关。

（5）**激素**　研究发现，甲状腺癌的发病与促甲状腺激素水平过高具有相关性，女性甲状腺癌的发病率更高，雌激素分泌增加与甲状腺癌的发生也有一定关系。

患甲状腺癌和长期吃含碘盐有关系吗

缺碘致甲状腺滤泡癌高发

碘摄入过量易患甲状腺乳头状癌

吃碘盐

科学补碘

碘是人体必需的微量元素之一，是甲状腺激素合成的重要成分，碘摄入不足和摄取过量均与甲状腺癌的发生存在密切关系。研究发现，不同的碘摄入量会导致甲状腺癌亚型分布存在差异。缺碘是导致甲状腺滤泡癌高发的危险因素，而长期碘摄入过多的人群患甲状腺乳头状癌的风险增加。所以，补碘不能一概而论，在缺碘地区实行碘盐补碘，而碘充足地区则应不用或降低碘摄入水平。

人体每天对碘的摄取量取决于机体甲状腺激素需求量，世界卫生组织建议不同年龄段人群碘摄入量的推荐标准：对于年龄＜6岁的儿童，碘每天摄入量为90μg，6～12岁碘每天摄入量为120μg，＞12岁碘每天摄入量为150μg，妊娠期或哺乳期碘每天摄入量为200μg。人体中80%～90%的碘是来自于食物中，而单纯每天从食物摄取150μg的碘是无法实现的，所以，我们需要吃碘盐来满足身体对碘的需求。

需要说明的是，这里所指的碘过量，是指超出安全范围的碘水平。我国从1994年开始推行碘盐补碘，并实行分地区补碘的策略。原卫生部多次调整食用盐碘含量的平均水平及标准，并允许各省（区、市）自行确定盐碘含量平均水平，以便满足不同地区的需求，进行因地制宜的补碘。所以，碘盐中的含碘量是国家根据各地需要严格控制、科学适中的，食用含碘盐不会对身体造成影响。

甲状腺癌遗传吗

恶性肿瘤是一种基因病，多数恶性肿瘤有遗传易感性，甲状腺癌也是存在遗传易感性的，在临床上，会发现甲状腺癌有明显的家族聚集现象。另外，有20%的甲状腺髓样癌是会遗传的，我们称为家族性甲状腺髓样癌。家族性甲状腺髓样癌是多发性内分泌腺瘤2型综合征（MEN2）的一部分，是常染色体显性遗传病，患者携带RET基因突变，其一级亲属中有一半的概率也会携带该突变的基因，也就是患甲状腺癌的概率有50%。

如何预防甲状腺癌

甲状腺癌的发生是多种因素综合作用的结果，所以，应针对引起甲状腺癌的各种危险因素来预防甲状腺癌。

首先，适当补碘。缺碘和碘摄入过量均可能导致甲状腺癌的发生，所以可根据自己居住的地区，平衡加碘盐以及保证日常海带、紫菜等的适当摄入量。

其次，减少暴露于电离辐射的可能，尤其是儿童，应尽量减少甲状腺接触辐射。

另外，良好饮食习惯与生活方式，保持心情愉快，加强体育锻炼，避免肥胖，戒烟，都对甲状腺癌的预防有一定的积极作用。如果有甲状腺癌家族遗传倾向，应尽早检查，定期进行甲状腺超声及激素水平检查，做到早发现、早诊断、早治疗。

适当补碘　　良好饮食习惯

远离电离辐射　　定期检查

甲状腺结节和甲状腺癌的关系是什么

甲状腺细针穿刺细胞学检查

超声检查　90%良性

甲状腺结节是甲状腺疾病的常见表现形式之一，可以为实性、囊性或囊实性的存在于甲状腺中的肿块，经常会在体检的超声检查中偶然发现，在人群中超声检出率大约在19%~67%，女性多见。判断甲状腺结节良恶性通常可以通过超声检查和甲状腺细针穿刺细胞学检查来确定。90%以上的甲状腺结节都是良性的，文献报道，甲状腺结节中甲状腺癌的发生率为10%左右。所以，大多数甲状腺结节可以密切观察，无需特殊治疗，随访过程中如果出现结节短期内迅速增大、颈部出现肿大淋巴结及声音嘶哑等情况需立即就诊。

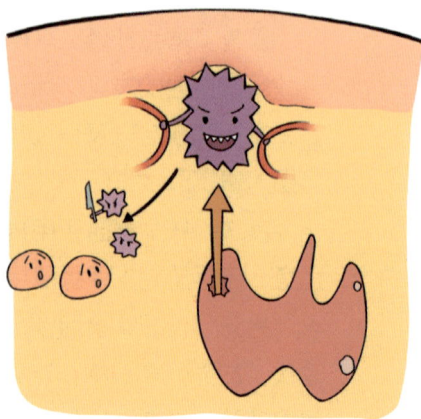

良性　90%　　　癌变发生率　10%

为什么目前"甲状腺癌患者越来越多"

多数学者认为甲状腺癌发病率的增长和筛查手段明显相关，由于超声作为甲状腺癌的常规筛查手段，同时超声检查及诊断技术不断改进，包括超声引导下甲状腺穿刺等技术的进步，越来越多的早期甲状腺癌患者得到诊断。所以，甲状腺癌检出率的升高是甲状腺癌总体发病率上升的重要原因。

虽然甲状腺癌的发病率出现了明显增长，但其死亡率维持在一个恒定的水平。而且部分研究也发现，晚期甲状腺癌与早期甲状腺癌发病率同样在增高，因此认为筛查技术的进步不是甲状腺癌发病率升高的唯一原因。其他因素，如辐射暴露增多也会增加甲状腺癌的发病率，碘摄入量的异常、肥胖、饮食生活方式的改变、环境及食物的污染等都可能是导致甲状腺癌发病率升高的原因。

如何发现和诊断甲状腺癌

甲状腺癌患者早期多无明显的症状，多以颈部肿块或结节就诊，自我检查及定期体检是发现和诊断甲状腺癌的主要途径。

（1）触诊 甲状腺位置表浅，触诊是发现甲状腺癌的最简便的方法。自我检查可以摸到颈部是否有随吞咽动作上下移动的包块，但一般可以触及的结节直径大多在1cm以上。另一种方法就是医生的触诊，触诊除了可以扪及肿块大小、形状、范围、硬度及活动度等，还可以了解有无淋巴结肿大。

（2）影像检查 超声是发现甲状腺癌的有效手段，具有无创、安全、易普及等优点。超声可以发现触诊无法触及的小于1cm的肿块，其声像特点对判断肿物囊实性、鉴别良恶性也有重要作用，协助临床决定是否继续行穿刺活检或仅随访。另外，超声引导下的甲状腺细针穿刺活检，显著提高了穿刺成功率及诊断率。甲状腺CT和核磁共振成像（MRI）在甲状腺癌诊断中的应用有限，目前不是常规选择的检查方法。MRI主要用于甲状腺癌和淋巴结转移的定位诊断以及术后复发的检测，尤其是准备行核素治疗的患者。随着超声检查技术的进步，核素扫描也不再是甲状腺癌必需的检查手段，目前多作为细针穿刺活检结果不确定者的协助检查手段。

（3）**实验室检查**　血清促甲状腺素（TSH）水平是预测甲状腺癌的一个独立危险因素，TSH正常或升高者恶性结节检出率明显高于TSH降低者。TSH的高低还与甲状腺癌的远处侵犯和淋巴结转移成正相关，其值越高，则分期越晚。血清降钙素显著升高对甲状腺髓样癌的敏感性高，可以协助诊断甲状腺髓样癌。

（4）**甲状腺穿刺活检**　穿刺活检病理学检查是诊断甲状腺癌的金标准，目前临床常用的是超声引导下甲状腺细针穿刺细胞学检查，操作简单，损伤小，易于被患者接受。细针穿刺细胞学结果分为6种类型：良性、无诊断、不确定的非典型类型或滤泡性病变、滤泡性新生物、可疑恶性、恶性。对于良性者定期临床随访，恶性及可疑恶性结节则需要手术治疗。若检查结果为无诊断，需要长期临床及超声随访；不确定的非典型类型或滤泡性病变者则建议重行细针穿刺活检，根据结果选择下一步处理，若重复甲状腺细针穿刺结果为良性则定期临床随访；滤泡性新生物这一类型恶性率较高，为15%～30%，同时由于细胞学无法判断是否有包膜侵犯，对甲状腺滤泡癌的诊断作用有限，所以建议这一类型行诊断性甲状腺叶切除术明确诊断。

甲状腺癌分几种类型

甲状腺癌根据肿瘤起源细胞不同，分为滤泡上皮细胞癌和滤泡旁细胞癌（即髓样癌）两大类，其中，滤泡上皮细胞癌又包括乳头状癌、滤泡状癌及未分化癌。

（1）**甲状腺乳头状癌** 是甲状腺癌最常见的病理类型，占甲状腺癌的60%~80%，可以发生在任何年龄，好发于40岁以下的年轻女性以及15岁以下的少年儿童。乳头状癌发展缓慢，病程较长，肿瘤分化程度高，但易侵犯淋巴管，早期出现淋巴结转移，尤其是儿童患者。目前主要治疗手段是手术以及碘131和甲状腺激素替代治疗，乳头状癌恶性程度低，预后好，10年生存率可达90%以上。

（2）**甲状腺滤泡细胞癌** 多见于50岁以上老年人，占甲状腺癌的10%~15%，较乳头状癌少见，但恶性程度却高于乳头状癌。滤泡状癌容易出现局部浸润或血行的远处转移，扩散至骨骼、肺、肝等器官。乳头状癌及滤泡状细胞癌统称为分化型甲状腺癌。

（3）**未分化甲状腺癌** 临床较少见，占所有甲状腺癌的6%~7%，通常发生于50岁以后患者，肿瘤发展迅速，常可迅速侵犯邻近组织并出现全身广泛转移。未分化癌恶性程度高，手术或放化疗单独治疗效果差，通常采用多种手段综合治疗，预后差。

（4）**甲状腺髓样癌** 是发生在甲状腺滤泡旁c细胞的肿瘤，占甲状腺癌的5%~7%，髓样癌可分为散发性及家族性，家族性占髓样癌的20%，是常染色体显性遗传疾病，常发生在双侧腺叶，并且发病年龄比散发性髓样癌年轻。髓样癌肿瘤病灶可分泌降钙素，故血中降钙素浓度可出现增高。此外，肿瘤病灶还可分泌多种胺类和多肽类激素，引起顽固性腹泻、头晕、乏力、面部潮红、心动过速、多汗等类癌综合征症状。

甲状腺结节虽然临床检出率较高，但多为体检超声检查时偶然发现。体检发现甲状腺结节，首先要尽可能明确结节的性质，超声是检查甲状腺结节和判断结节性质的简便、安全而有效的手段。超声可以通过测量甲状腺结节大小，边界是否清楚、有无钙化等影像学表现来帮助判断甲状腺结节的性质。如果超声怀疑甲状腺结节有恶性可能，就需要进一步行甲状腺穿刺检查。除了超声之外，还有甲状腺功能、甲状腺核素显像、甲状腺CT等检查，可以协助判断甲状腺结节的良恶性。

对于甲状腺良性结节，一般可以随访观察，定期复查超声，如果甲状腺结节位于胸骨后或纵隔内，结节导致明显的局部压迫症状或合并内科治疗无效的甲状腺功能亢进，结节进行性生长，临床考虑有恶变倾向或合并甲状腺癌高危因素时可考虑手术治疗。

甲状腺结节是对检查发现的位于甲状腺的肿块的医学描述，临床上甲状腺结节常见，分为良性和恶性。许多甲状腺疾病会表现为结节，主要有单纯性甲状腺肿（包括弥漫性甲状腺肿和结节性甲状腺肿）、甲状腺功能亢进或减退、甲状腺炎症、甲状腺发育异常以及甲状腺肿瘤（甲状腺腺瘤、甲状腺癌等）。90%以上的甲状腺结节都是良性的，甲状腺结节中只有少数是恶性的，需要进一步检查确诊。

谈癌不色变

如何解读甲状腺超声报告

超声可以通过测量甲状腺结节大小，边界是否清楚、有无钙化等影像学表现来帮助判断甲状腺结节的性质，目前广泛应用于甲状腺疾病的诊断。因此，我们需要了解医生给的这份甲状腺超声报告单在向我们传递什么信息。超声报告中会有关于甲状腺结节数目、形态、边缘、大小、钙化、回声等描述，一般情况下，单发结节多见于甲状腺腺瘤、甲状腺癌；多发结节多见于结节性甲状腺肿；类圆形结节一般是良性，不规则形结节则需警惕恶性可能；结节点状钙化或沙砾样钙化多表现为点状强回声，可见于40%～61%的乳头状癌，而粗钙化和边缘钙化一般是由营养不良引起的，多见于结节性甲状腺肿；极低回声结节对诊断甲状腺癌有较高特异性。所以，如果超声提示甲状腺结节有钙化（点状强回声）、低回声的实性结节或结节内回声不均匀、结节形状不规则、边界模糊、缺少声晕、前后径与横径比大于1、伴有颈部淋巴结边缘不规则等表现时，往往提示恶性的可能性大。

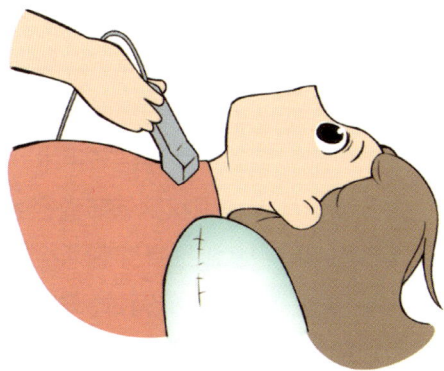

甲状腺穿刺的目的是什么

甲状腺细针穿刺活检是甲状腺结节良恶性诊断及甲状腺癌诊断的重要手段，具有敏感性好、准确率高、安全、副作用小等特点。术前进行细针穿刺活检，能明确甲状腺结节性质及淋巴结转移情况，为确定临床分期、制定手术方案提供依据，避免了大量不必要的诊断性手术。

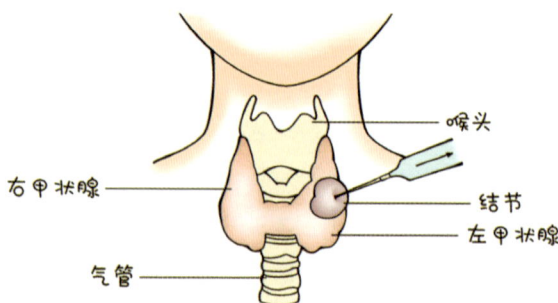

喉头

右甲状腺

结节

左甲状腺

气管

在什么情况下进行甲状腺结节穿刺

甲状腺细针穿刺活检是目前临床上对于超声可疑恶性的甲状腺结节的最主要的进一步检查手段。术前细针穿刺活检有助于减少不必要的甲状腺结节手术，并帮助确定恰当的手术方案。大多数指南推荐甲状腺结节直径≥10mm，不论患者有无危险因素，均应行甲状腺细针穿刺活检。另外，虽然结节直径<10mm，但超声可疑恶性或伴有颈部淋巴结超声影像异常；儿童或青春期有颈部放射线接触史；甲状腺乳头状癌、甲状腺髓样癌或多发性内分泌腺瘤病2型患者的一级亲属等，也需要进行甲状腺细针穿刺活检。

体检发现甲状腺癌后可以先观察吗

流行病学调查发现，虽然甲状腺癌的发病率明显升高，但其死亡率却一直维持在较低水平。这可能与有一部分甲状腺癌是惰性生长型有关。惰性生长型甲状腺癌，即肿瘤表现为缓慢生长或者不生长，很少发生转移，对身体不造成危害，安静地隐匿在人体内，伴随宿主度过一生。

美国和日本的指南倾向于对非常低危的乳头状微小癌进行积极的随访监控，而非一定要手术。

如果确诊了甲状腺癌，怎么治疗

甲状腺癌的治疗原则主要与病理类型有关，甲状腺癌中最常见的是分化型甲状腺癌，占甲状腺癌的90%，其主要的治疗手段是手术治疗。另外根据肿瘤的分期等危险因素，需要进行手术+碘131治疗+促甲状腺激素抑制的综合治疗方法。甲状腺髓样癌也首选手术治疗，但甲状腺未分化癌恶性程度高，病情发展迅速，应以综合治疗为主。

手术包括肿瘤的原发灶切除与颈部淋巴结的清扫，原发肿瘤灶的切除方式有甲状腺腺叶切除与甲状腺全切除。目前，指南多推荐以下情况时需要行甲状腺全切除术：甲状腺双侧腺叶肿瘤、远处转移、颈淋巴结多发转移、辐射暴露史、病灶>4.0cm、腺外受侵、病理分化差等。关于颈部淋巴结的清扫，目前仍存在较多争议。一般认为，存在淋巴结转移时可进行治疗性清扫，对颈侧与上纵隔的淋巴处理不予预防性清扫。颈中央区淋巴结的预防性清扫也应慎行。

甲状腺癌手术后需要放疗化疗吗

放射性碘治疗

术后一般不需放化疗

化疗药物

目前甲状腺癌治疗的主要手段包括手术治疗、放射性碘治疗和激素治疗，所以甲状腺癌术后大多不需要进行放化疗。

甲状腺癌对放疗不敏感，且目前尚缺乏有效的化疗药物，所以放疗仅仅是不能手术切除的甲状腺未分化癌的首选治疗方法，可放化疗同时进行，常用的化疗药物有阿霉素、紫杉醇等。另外，对于手术切缘不净或残留，尤其是不摄取碘131的III期或IV期患者以及广泛淋巴结转移，包括包膜受侵且病变不摄取碘131的患者也可以选择包括放射治疗在内的综合治疗。

甲状腺癌的总体生存率是什么情况

治愈率高

预后好

不同类型甲状腺癌的预后差别较大，临床上甲状腺癌80%以上是分化型甲状腺癌，肿瘤恶性程度较低，经过手术以及术后的内分泌、碘131等规范的治疗，治愈率高，预后好，5年生存率可达80%～95%，10年生存率可达50%～90%。髓样癌介于分化型和未分化型之间，10年生存率70%～80%。而未分化癌预后极差，多数患者在1年内死亡，5年生存率为5%～15%。

甲状腺癌颈部淋巴结转移了，治疗效果还可以吗

甲状腺癌病理类型中最常见的是甲状腺乳头状癌，虽然乳头状癌恶性程度低，预后好，但其已发生淋巴结转移，有时甚至在早期即出现颈部淋巴结转移。目前对于甲状腺乳头状癌患者伴有颈部淋巴结转移是否影响预后尚存在争议，多数研究认为，伴有颈部淋巴结转移患者复发率比没有转移的患者高，但并不影响预后。淋巴结转移是否影像预后，还需结合转移淋巴结的数量、淋巴结转移区域以及是否有淋巴结的包膜外侵犯等影响进行综合判断。

甲状腺癌术后如何确定是否接受碘131治疗

碘131治疗既可以清除分化型甲状腺癌术后残留的甲状腺组织，以便于在随访过程中通过血清Tg水平或碘131全身显像监测病情进展，也可以清除术后潜在的微小残留癌灶以及手术不能切除的局部或远处转移病灶，以降低肿瘤的复发率。

甲状腺癌术后是否要进行碘131治疗主要根据肿瘤TNM分期以及复发风险分层来判定，2015年美国甲状腺协会补充和完善了分化型甲状腺癌的复发风险分层，根据肿瘤大小、多灶性、腺外侵犯、淋巴结转移以及术后血清学、影像学评估结果分为低危、中危和高危。

高危复发风险的未分化甲状腺癌患者具备以下特征之一：肉眼可见的甲状腺外侵犯（T4）；癌灶未完全切除；远处转移（M1）；转移淋巴结最大径>3cm；术后血清刺激性Tg异常升高，提示远处转移；伴有4个以上脉管浸润灶的甲状腺滤泡状

癌。高危患者术后碘131治疗是改善预后的重要手段。

对于中危患者，碘131治疗的施行除需评估患者年龄、肿瘤大小、淋巴结转移情况外，还应考虑组织病理类型及脉管侵犯等因素。多数研究者认为，肿瘤直径>4cm；颈部淋巴结转移数＞5个；高细胞型、柱状细胞型等侵袭性组织学类型；伴脉管侵犯的等可以在碘131治疗中获益，碘131治疗可降低肿瘤复发和转移风险。

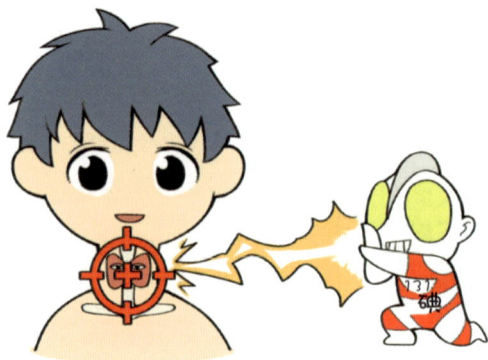

甲状腺癌术后采取的激素替代治疗是怎么回事

甲状腺是人体重要的代谢器官，对维持机体正常新陈代谢、促进蛋白质合成等多个方面发挥着重要的作用。由于手术切除了部分或全部的甲状腺，术后失去了甲状腺激素的来源，需要服用甲状腺激素制剂来补充。

另外，分化型甲状腺癌细胞表面表达促甲状腺素受体，垂体分泌的促甲状腺素（TSH）可以与TSH受体结合，促进甲状腺癌细胞的生长增殖，这就需要补充甲状腺素来反馈抑制脑垂体前叶分泌促甲状腺激素，预防甲状腺癌的复发。

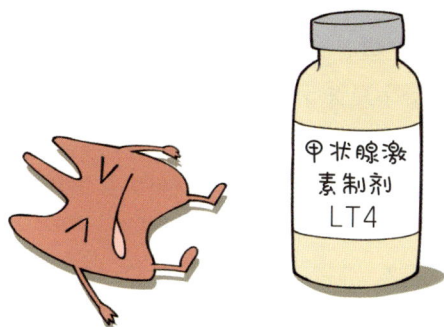

术后甲状腺激素如何调整为"标准"水平

分化型甲状腺癌术后的甲状腺激素抑制治疗原理就是利用甲状腺激素对促甲状腺素（TSH）的负反馈作用，抑制TSH对甲状腺癌细胞的促进作用，从而减少肿瘤的复发与转移，提高甲状腺癌的生存率。

临床上利用左旋甲状腺素等药物将FT3（游离三碘甲腺原氨酸）、FT4（游离甲状腺素）维持在较高水平，导致TSH反应性降低，提倡终身服用。由于甲状腺癌术后相关激素的水平呈现动态变化趋势，所以，要定期随访甲状腺功能，尤其是测定血清TSH水平来调整甲状腺激素补充的剂量，一般应从小剂量开始应用，逐渐增量。每个人需要的甲状腺素剂量以及不同的危险度分层需要达到的TSH抑制水平不同，所以要根据复发风险以及年龄、心脏功能等来综合指导甲状腺素剂量。

甲状腺癌术后可以生孩子吗

目前尚没有研究证据表明，甲状腺癌患者治疗后怀孕会对患者及孩子存在不良影响，所以，甲状腺癌治疗后可以正常妊娠。但我们建议手术治疗的甲状腺癌患者最好在术后（3个月）进行复查，在明确肿瘤无复发且身体状况良好时可以考虑怀孕。在备孕及怀孕期间要正常用药，严密监测甲状腺功能，维持既定的TSH抑制目标，防止出现甲减。接受放射性碘治疗的甲状腺癌患者最好间隔1年以上的时间再考虑妊娠。

怀孕期间发现并诊断为甲状腺癌，需要终止妊娠吗

妊娠期间发现甲状腺癌，对准妈妈无疑是个沉重打击，但研究发现，绝大多数甲状腺癌患者在怀孕期间病情并未发生进展或复发。所以，对于怀孕期间发现甲状腺癌的患者，大多

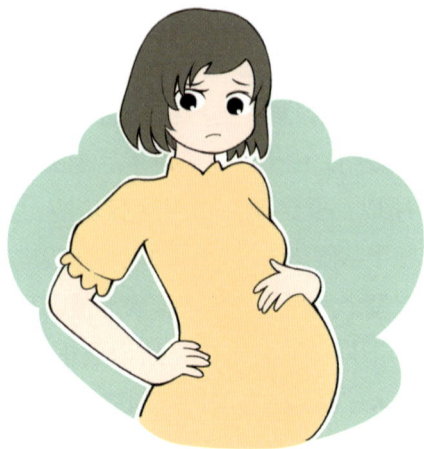

数都不需要终止妊娠，要根据孕周及肿瘤病理分期等具体情况制定治疗方案。对于分化较好的甲状腺癌，肿瘤发展缓慢，在孕早期发现的患者，可以密切随访，手术推迟在孕中期进行，对于晚孕期发现者，可以适当推迟手术时间至产后。孕期可以进行促甲状腺素抑制的药物治疗，但促甲状腺素抑制目标与非妊娠期不同，要注意监测调整孕期用量。另外，妊娠期间不能进行甲状腺癌的放射性碘治疗。

对于妊娠合并未分化癌或转移性甲状腺癌的患者，因肿瘤预后较差，目前尚没有一致的治疗意见，需要个体化处理。

怀孕期间发现并诊断为甲状腺癌，是先做手术还是先生孩子

手术是甲状腺癌最重要的治疗手段之一，怀孕期间发现甲状腺癌，应根据患者孕周及肿瘤病理分期具体调整治疗方案。对于在孕期诊断的分化较好的甲状腺癌，因肿瘤发展缓慢，大部分可以严密观察，推迟至妊娠第4~6个月时实施手术。如果孕期监测未发现肿瘤明显进展，手术也可推迟至产后进行。对于晚孕期发现者，可以适当推迟手术时间至产后。这些暂不手术的患者，可以进行促甲状腺素抑制的药物治疗，同时密切随访，超声观察肿瘤的增长速度。

对微小甲状腺癌进行射频消融的效果如何

近年来，随着人们体检意识的增加以及超声技术的进步，微小乳头状癌的检出率呈明显上升趋势。甲状腺微小乳头状癌，是指肿瘤为最大直径≤1.0cm的甲状腺乳头状癌。目前现有的专家共识或指南均指出，手术是甲状腺微小乳头状癌的首选治疗方法。近年来，射频消融作为一种微创技术，也开始应用于甲状腺微小乳头状癌的初始治疗。

射频消融是通过高频电流产生热能，导致周围组织细胞蛋白质发生不可逆的热凝固、坏死，最终达到杀灭组织细胞的目的，既往多用于甲状腺良性结节及复发性甲状腺癌的治疗。

一些专家认为，超声引导下的射频消融用于治疗甲状腺微小乳头状癌操作方便，对病灶周围正常组织损伤较小，同时又可以很好地保留甲状腺功能，术后并发症少，可以成为甲状腺微小乳头状癌的一种治疗方法。

但也有一部分研究者持反对意见，他们认为，甲状腺微小乳头状癌具有多灶性特点，并存在潜在淋巴结转移风险，射频消融不符合无瘤原则，无法判定是否存在肿瘤残存以及会增加其后可能会进行的手术难度，尚缺乏射频消融与手术治疗有效性和安全性对比的前瞻性、随机、多中心、大样本循证医学证据。所以，射频消融仅可作为患者不能耐受手术或不愿意接受手术时的一种治疗方法，尚不能成为甲状腺微小乳头状癌的一线初始治疗手段。

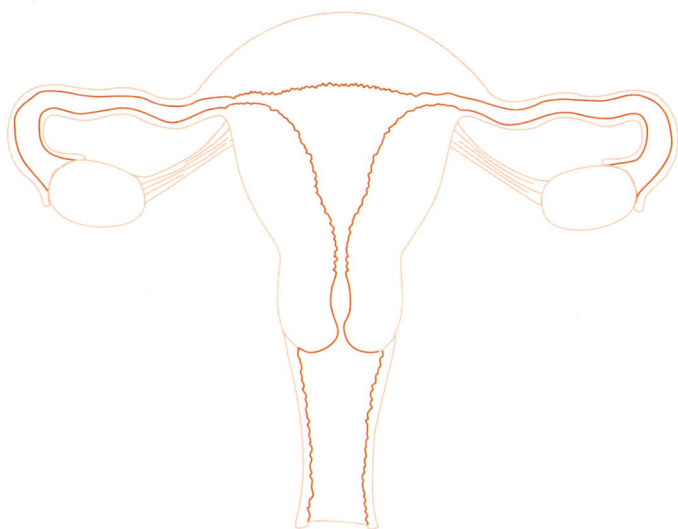

减少接触烟酒

接种 HPV 疫苗

增强自我保健意识

定期体检

宫颈癌

宫颈在哪里

子宫是女性生殖系统的重要器官，是月经形成和胚胎孕育、胎儿生长的场所。子宫分为子宫颈和子宫体两部分，子宫颈（习惯简称宫颈）位于子宫下部，呈圆柱状，由致密的纤维肌肉组织和两种类型的上皮构成，长2.5~3cm，上2/3（宫颈阴道上部）通过宫颈内口与子宫腔相连，下1/3（宫颈阴道部）通过宫颈外口伸入阴道，并将宫颈分为前唇和后唇，妇科检查时通过窥器可见，内外口之间即宫颈管。宫颈是月经血排出、精子进入子宫以及胎儿娩出的通道，同时具有防御功能，阻止病原菌进入生殖系统。但宫颈受到性交、分娩以及宫腔操作的损伤，也容易发生感染。子宫颈管内膜是高柱状上皮，伸入阴道内的宫颈表面是复层鳞状上皮，两种上皮在宫颈外口处相接，交界区称宫颈上皮移形带或转化区。它的位置随女性体内雌激素水平的高低、年龄、感染等病理状态的影响而改变，是宫颈癌和癌前病变的好发部位。

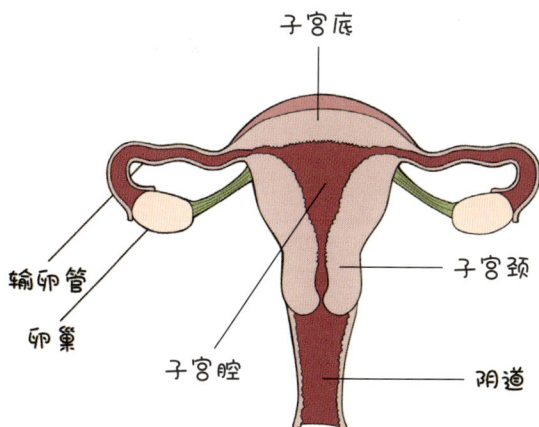

子宫底、输卵管、卵巢、子宫腔、子宫颈、阴道

子宫颈癌是指发生在子宫阴道部及宫颈管的恶性肿瘤，是女性生殖系统发病率最高的恶性肿瘤。全世界每年约50万例新发病例，其中80%在发展中国家。我国每年大约有13万多的新发宫颈癌病例，占世界新发病例总数的1/5，每年因宫颈癌死亡人数约5.3万，约占全部女性恶性肿瘤死亡人数的18.4%。分布主要集中在中西部地区，农村高于城市、山区高于平原。在我国，女性宫颈癌发病高峰集中在40～59岁，近年来宫颈癌发病趋于年轻化。

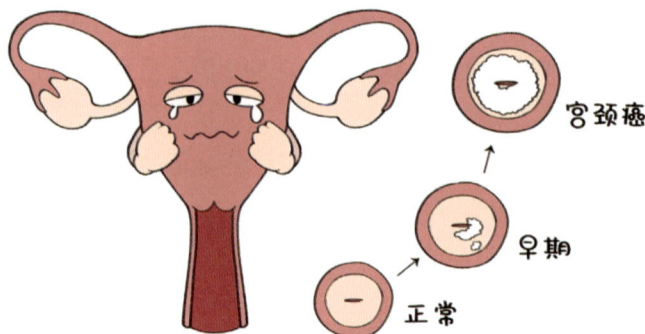

宫颈癌

早期

正常

哪些人容易患宫颈癌

研究发现，引起宫颈癌的主要原因是高危型人乳头瘤病毒的持续感染，但这不是唯一的病因，宫颈癌的发生是多因素综合作用的结果。有以下生活习惯的女性，被认为是宫颈癌的高危人群：①生殖道高危型人乳头瘤病毒的持续感染。②初次性生活过早、有多个性伴侣或配偶有多个性伴侣的女性。③多产早产，经期及产褥期卫生状况差的女性。④生殖道长期患有单纯疱疹病毒、艾滋病病毒感染或其他性病的女性。

⑤吸烟、吸毒女性。⑥宫颈裂伤、外翻及长期慢性炎症的女性。⑦社会经济地位低下、营养状况不良的女性。有以上危险因素的女性，应定期进行宫颈癌筛查。

宫颈糜烂是宫颈癌吗

我们现在已经摒弃了宫颈糜烂这个概念，妇科检查中，经常会见到宫颈外口处的宫颈阴道部外观呈细颗粒状的红色区，我们称为宫颈糜烂样改变。引起宫颈糜烂样改变的原因可能是生理性的，也就是生理性的柱状上皮异位，也可能是病理性的，如炎症或宫颈上皮内瘤变以及宫颈癌的早期表现。所以，对于存在宫颈糜烂样改变者，需要做宫颈刮片检查来排除宫颈上皮内瘤变以及宫颈癌。

宫颈糜烂样改变与宫颈癌没有必然的关系，它只是妇科检查时常见的一个体征。宫颈糜烂样改变生理性柱状上皮异位是不需要治疗的，但有些患者会出现阴道分泌物增多，特别是伴有接触性出血等症状，可以做物理治疗，比如激光、冷冻、微波等。

HPV 是什么

HPV是"人乳头瘤病毒"英文名字的缩写，这种病毒家族主要侵犯的是人的皮肤和黏膜鳞状上皮。除了宫颈癌，尖锐湿疣等疾病也主要是HPV感染引起的。HPV是一个大的家族，有很多种亚型组成，目前已知HPV有200多种亚型，其中，跟宫颈癌有密切关系的有14种，我们称为高危型，包括16、18、31、33、35、39、45、51、52、56、58、59等亚型，其中最主要是HPV 16和HPV 18两种亚型，有85%的宫颈癌都是由这两种亚型引起的。另外，还有6、11等亚型，它们跟宫颈癌的发生没有太大的关系，被称为低危型，它们主要引起生殖道肛周皮肤和阴道下部的外生性湿疣类病变、扁平湿疣类病变和低度子宫颈上皮内瘤样变。

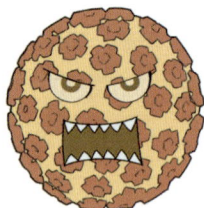

HPV 的感染途径有哪些

HPV作为一种性传播微生物，广泛存在于自然界，感染人类表皮和黏膜鳞状上皮。HPV的感染最主要的传播途径是性接触传播，但还有其他一些途径，比如共用物品的接触、皮肤的密切接触、公共场所的接触以及母婴垂直传播等。另外，HPV感染与性生活开始过早、有多个性伴侣也有关系。女性感染HPV与初次性生活的年龄密切相关，初次性生活年龄越小，HPV感染率越高。

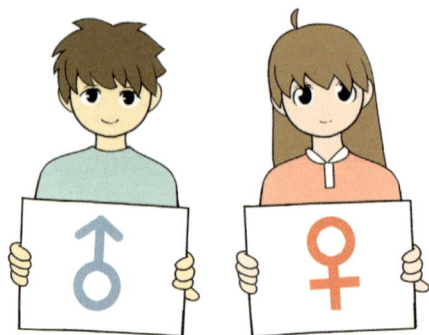

HPV 感染一定会患宫颈癌吗

HPV感染是非常普遍的，女性一生中感染HPV的概率非常高，能达到80%。大多数人在感染HPV病毒后是没有症状的，而且能够通过人体自身的免疫力在8～12个月后将感染清除。当人体无法自然清除HPV病毒时，就会转为持续性感染，这个时候才可能会致病。所以促使宫颈癌病变发生有两大要素，即高危型HPV和持续感染。宫颈癌的发生发展是一个缓慢而渐进的过程，从高危型HPV的持续感染至宫颈癌发生需经历8～10年甚至更长的时间，在这一时期，通过定期的宫颈癌筛查和癌前病变治疗，完全可以阻断疾病的发展，将宫颈癌消灭在萌芽状态。

什么是 HPV 疫苗

HPV疫苗是全球第一个肿瘤疫苗，人类首次尝试通过疫苗消灭一种癌症。HPV疫苗是预防性疫苗，是利用病毒上的一种特殊的蛋白质外壳来引发免疫力。所以疫苗本身不是病毒，是蛋白，自然没有病毒的功能，更不会造成病毒感染。

HPV疫苗出现副作用的案例极少，症状也较轻微，如注射部位出现红疹、肿胀及疼痛。比较严重的副作用包括：发热、恶心、晕眩、肌肉无力及麻痹。但与所有疫苗一样，绝对是利大于弊。中国疾病预防与控制中心的结果已经证实，HPV疫苗对中国妇女是有效的。

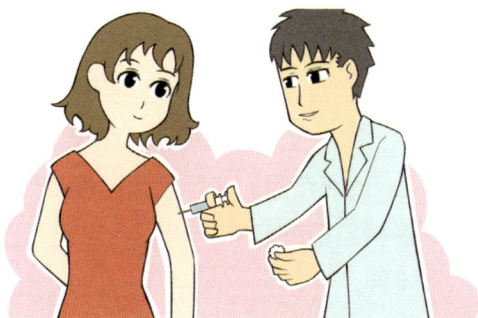

目前有几种 HPV 疫苗

目前已上市并广泛应用的HPV疫苗有三种，分别是二价、四价和九价疫苗。"价"表示疫苗可预防的病毒亚型。

二价疫苗：可以预防由HPV 16和HPV 18型病变引起的宫颈癌。超过70%的宫颈癌都是由这两种病毒引起的。

四价疫苗：针对6、11、16、18型的HPV病毒，四价疫苗除了可以预防宫颈癌，还可以预防尖锐湿疣等疾病。

九价疫苗：针对6、11、16、18、31、33、45、52、58等9种HPV病毒亚型，可预防90%的宫颈癌。

哪些人应该接种 HPV 疫苗

早接种 预防宫颈癌 适用人群不同

通常来说，年龄越大，接种HPV疫苗后产生的抗体滴度越低，预防效果越差。年轻女性越早接种，所产生的免疫效果会越好。二价、四价和九价HPV疫苗均已在国内上市，它们的适用人群是不同的。二价疫苗适用于9～25岁的女性群体，完成整个免疫程序共需接种三针，分别在第0、1、6个月。四价疫苗适用于20～45岁的女性群体，完成整个免疫程序共需接种三针，分别在第0、2、6个月。九价疫苗适用于16～26岁的女性群体，完成整个免疫程序共需接种三针，分别在第0、1、6个月。应用宫颈癌疫苗预防宫颈癌，应根据自己的年龄选择适合自己的疫苗种类进行接种。

谈癌不色变

166

接种 HPV 疫苗就不会患宫颈癌吗

HPV是个大家族，很多亚型都与宫颈癌的发病有关，目前已经上市的三种疫苗，无论二价疫苗、四价疫苗还是九价疫苗，均不能完全覆盖所有的高危型HPV。而且，宫颈癌的发生是多因素综合作用的结果，HPV疫苗单纯是针对人乳头瘤病毒的预防手段，还有一小部分宫颈癌患者没有HPV感染，所以，接种疫苗后仍然需要定期筛查。

家里有人患宫颈癌，会遗传吗

宫颈癌有一定的遗传易感性。但并不是说宫颈癌一定会遗传，而是指患宫颈癌的概率相比正常人会高。宫颈癌是一系列的病变发展而来：CINⅠ-CINⅡ-CINⅢ-宫颈癌。有一些肿瘤，虽然没有发现确切的致癌基因和染色体等遗传证据，但发病有时表现出明显的家族聚集性，即某一家族中的多名成员具有"癌症素质"，家族中多代或一代中多人患同样的癌症，宫颈癌的家族遗传倾向虽不似乳腺癌、大肠癌明显，但若家中有人罹患宫颈癌，其他女性成员患宫颈癌的概率相对增加。

宫颈癌会传染吗

宫颈癌本身是不会传染的，但是导致宫颈癌的主要病因——HPV是具有传染性的。人类是HPV的唯一宿主，HPV感染非常常见，特别是在30岁以下性活跃的年轻妇女中更常见。有80%左右的女性一生中会感染HPV，但HPV感染人体后大多会被人体的免疫系统清除，当机体免疫力下降时，病毒会持续存在，进一步引起宫颈病变的发生。HPV的主要传播途径是性接触，此外，接触患者用过的毛巾、内衣裤、盆、床单、便器等生活用品也可能被传染HPV。用激光治疗尖锐湿疣时，产生的烟雾中有HPV存在。有尖锐湿疣或HPV感染的孕妇可传染婴儿，但概率不高。患有外生殖器或肛门尖锐湿疣的患者，在手接触尖锐湿疣后，通过手传染到身体其他部位皮肤黏膜也会引起尖锐湿疣。

如何预防宫颈癌

由于宫颈癌的病因明确，所以HPV疫苗的出现使宫颈癌可以做到较好的一级预防。建议适龄女性接种HPV疫苗，预防HPV感染特别是高危型HPV的感染。另外，应该洁身自好，避免与多个性伴侣接触。女性应该减少接触烟酒，因为烟酒会改变阴道的微环境，经常接触烟酒会加速阴道的病变，增加HPV病毒易感性。日常要注意增强自我生殖保健意识，定期体检，以争取早期预防和彻底治愈疾病，建议女性已婚者每年进行一次宫颈癌筛查。

宫颈癌的症状有哪些

宫颈癌早期可没有任何症状，随着病情进展，会出现异常阴道流血，尤其是接触性出血（即性生活后或妇科检查后出血）和阴道不规则出血，出血量多少不一。若肿瘤侵袭大血管可引起大出血，一部分患者就是因为大出血就诊。

另外，也会出现阴道分泌物增多，表现为白色稀薄如水样或米泔状、带有血丝，常有腥臭或恶臭。

宫颈癌晚期病例，可出现肿瘤浸润、转移的相应症状，如下腹或腰骶部疼痛，尿频、尿急、便秘、下肢肿痛等。若压迫或累及输尿管时，可引起输尿管梗阻、肾盂积水等。

宫颈癌的检查方法有哪些

宫颈癌被认为是最有可能被人类战胜的肿瘤，很大原因是因为有比较完善的筛查方法可以发现早期宫颈癌以及宫颈高度病变，从而阻断其发展为宫颈癌的可能。在过去的几十年中，发达国家就是由于建立了完善的宫颈癌筛查制度，使宫颈癌的发病率和死亡率显著下降。

宫颈癌的检查方法循序"三阶梯"的诊断流程，即宫颈细胞学检查、阴道镜检查及宫颈活检。宫颈细胞学检查是首选进行的筛查手段，我们国内常采用宫颈细胞学和HPV的联合筛查，对于发现异常者进行阴道镜的检查，宫颈活检是宫颈癌的确诊手段。

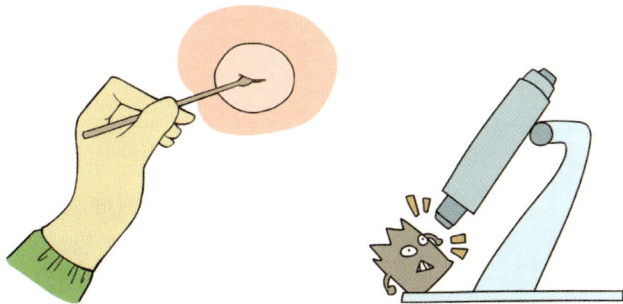

非典型鳞状上皮细胞

低度鳞状上皮内病变

鳞癌

非典型腺细胞

宫颈管原位腺癌

腺癌

我们在医院的TCT报告单中大多可以看到以下几种描述：①未见上皮内病变或恶性病变。②不典型（非典型）鳞状上皮细胞或未确定意义的非典型鳞状上皮细胞（ASC-US）。③非典型鳞状上皮细胞，不排除高度鳞状上皮病变（ASC-H）。④低度鳞状上皮内病变（LSIL）。⑤高度鳞状上皮内病变（HSIL）。⑥鳞癌。其中，LSIL相当于宫颈上皮内瘤变Ⅰ级（CINⅠ），较少发展为浸润癌；HSIL则相当于CINⅡ和Ⅲ，可能发展为浸润癌。

TCT提示为未确定意义的非典型鳞状上皮细胞的病例，可供选择处理方法有3种：①即刻行阴道镜检查。②高危型HPV检测，有阳性发现时即刻行阴道镜检查。③6个月时复查，若证实ASC-US或更高程度的病变，则即刻行阴道镜检查。

TCT提示为低度鳞状上皮内病变，或疑为高度上皮内病变的不典型鳞状细胞的病例，其处理方案取决于患者年龄。青少年患者应于6个月后复查。成年患者应即刻行阴道镜检查。

所有TCT提示高度鳞状上皮病变患者均应接受阴道镜检查。

宫颈细胞学检查报告中除了会有宫颈鳞状上皮的结果外，如果宫颈管上皮细胞出现异常时，还会出现这些描述：①非典型腺细胞（AGC）。②非典型腺细胞，倾向瘤变。③宫颈管原位腺癌（AIS）。④腺癌。这些均需要进一步行阴道镜检查和宫颈管搔刮病理学明确诊断。

什么是阴道镜检查

阴道镜，实际就是光学放大镜，主要用于外阴、阴道、宫颈上皮等部位病变的观察、评估和诊断。阴道镜检查中，阴道和宫颈充分暴露，通过光学放大直接观察这些部位的血管形态和上皮的异常表现，并通过醋酸试验、碘试验等方法，寻找异常部位，对可疑部位进行定位活检，以提高宫颈病变的确诊率。

阴道镜临床应用大大提高了一些无法通过肉眼识别的生殖道癌前病变和早期癌的诊断率。但阴道镜也容易受到检查者经验等因素影响，可能出现过高或过低诊断。

什么情况需要做阴道镜

目前常用的宫颈癌筛查方法主要有宫颈细胞学和HPV检测，无论是二者单独用于宫颈癌初筛还是联合筛查，发现异常时均要进行阴道镜的检查，以及宫颈活检来确诊。有以下情况时需要做阴道镜检查：①宫颈细胞学检查低度鳞状上皮内病变（LSIL）及以上、非典型鳞状上皮细胞（ASC-US）伴高危型HPV DNA阳性或非典型腺细胞（AGC）者。②HPV DNA检测16或18型阳性者。③宫颈锥切术前确定切除范围。④妇科检查怀疑宫颈病变者。⑤可疑外阴、阴道上皮内瘤样病变、阴道腺病、阴道恶性肿瘤。⑥宫颈、阴道及外阴病变治疗后复查和评估。

HPV检测阳性　非典型腺细胞　宫颈病变者

什么是宫颈上皮内瘤变

宫颈上皮内瘤变（CIN）是与宫颈浸润癌密切相关的一组癌前病变，它反映宫颈癌发生发展中的连续过程，即由宫颈不典型增生（轻→中→重）→原位癌→早期浸润癌→浸润癌的一系列病理变化。CIN具有两种不同的生物学行为，一种是病变常自然消退，很少发展为浸润癌；另一种是病变具有癌变潜能，可能发展为浸润癌。根据宫颈上皮细胞异型性的程度，将宫颈上皮内瘤变分为三级，宫颈癌的发展是CINⅠ→CINⅡ→CINⅢ→宫颈癌的缓慢渐进的过程。

宫颈上皮内瘤变如何治疗

宫颈上皮内瘤变是根据阴道镜宫颈活检病理结果分为CINⅠ、CINⅡ、CINⅢ三个等级，不同分级的治疗方法有所区别。

CINⅠ属于组织学的低级别（轻的）宫颈癌前病变，50%可以自然恢复正常，所以CINⅠ的治疗取决于组织学结果与细胞学报告是否相符，以及阴道镜检查是否满意。如果阴道镜检查满意，组织学与细胞学结果符合，大多数情况可定期复查。如果细胞学提示高度鳞状上皮内病变（HSIL）或非典型腺细胞（AGC），而且阴道镜检查不满意，则可以做宫颈锥切进一步明确诊断。对HSIL或CINⅡ～CINⅢ级则需要行手术治疗，包括宫颈LEEP锥切术、冷刀锥切术或全子宫切除术等。

什么是宫颈锥切术

宫颈锥切术是指锥形切除部分宫颈组织，即由外向内呈圆锥的形状切下一部分宫颈组织，包括宫颈移形带以及部分或全部宫颈管组织，既能切除宫颈病变组织，又可以明确宫颈病变程度。

宫颈锥切术包括诊断性宫颈锥切术和治疗性宫颈锥切术，根据手术器械又分为宫颈冷刀锥切（CKC）、宫颈环形电切（LEEP）、宫颈射频刀锥切等，目前最常用的方法主要是宫颈冷刀锥切术和LEEP锥切术。

宫颈冷刀锥切术就是使用普通手术刀进行锥切术，多适用于CINⅢ、宫颈原位癌、宫颈腺上皮内病变等较严重的病变，切除范围较大，切除的标本边缘不会影响到病理诊断，但需住院麻醉下进行。

宫颈LEEP锥切术适用于CINⅠ、CINⅡ，或者诊断性锥切术，手术时间短，不需麻醉，可在门诊进行，但由于切除组织边缘有炭化，对病理诊断有一定影响。行宫颈锥切术后会出现包括出血、感染、宫颈管口粘连、创面子宫内膜异位症等并发症，需要严密观察，随时对症处理。

宫颈锥切术后影响怀孕吗

宫颈锥切术对妊娠的影响分为影响受孕和妊娠期间早产等风险增加。

宫颈锥切术可能导致宫颈黏膜缺失，从而影响精子进入子宫，同时，锥切术后容易出现宫颈口狭窄或宫颈管粘连，术后盆腔炎患病率增加，从而引起输卵管粘连。这些因素均可能会影响受孕能力，导致不孕。怀孕期间由于锥切术后部分宫颈组织被切除，宫颈长度缩短，宫颈口松弛，因此可能会导致宫颈功能不全引发的早产。而且由于手术后宫颈黏液分泌减少，增加了感染导致的胎膜早破、早产等风险。

所以，有宫颈锥切术史的患者应严格进行孕前检查和产前检查，最好在锥切术半年后再计划怀孕，加强孕期管理。如果出现流产或早产迹象，可选择在妊娠中晚期进行宫颈环扎术。大部分患者锥切术后仍能正常妊娠。

宫颈癌相关的肿瘤标志物有哪些

肿瘤标志物就是由肿瘤细胞基因表达而合成和分泌的，或者由机体对肿瘤反应而异常产生并且升高的一些物质，主要包括蛋白质、激素、酶及癌基因产物等。这些物质可以存在于患者的血液、体液、细胞或组织中，通过生化、免疫及分子生物学方法可以检测到它的存在。肿瘤标志物的检测可用于肿瘤的辅助诊断、鉴别诊断、观察疗效、监测复发以及预后评价等方面。

由于宫颈癌病理类型以鳞状细胞癌为主，约占全部宫颈癌的80%，所以宫颈癌的主要肿瘤标志物是鳞状细胞癌抗原（SCC），其正常值<1.5μg/L。SCC是判断疗效和发现复发的重要辅助指标。

此外还有宫颈腺癌、宫颈小细胞癌等，这些病理类型也分别有其相对应的肿瘤标志物，CA12-5、CA19-9可以用于宫颈腺癌疗效和复发检测，宫颈小细胞癌需要检查神经元特异性烯醇化酶（NSE）。

谈癌不色变

宫颈癌治疗手段有哪些

个体化综合治疗　　手术治疗　　外照射和腔内照射　　放疗　　新辅助化疗　　同步化疗

宫颈癌的治疗要根据肿瘤的临床分期、患者有无生育要求及全身情况等因素综合考虑，制定适当的个体化综合治疗方案。治疗方法主要有手术、放疗、化疗以及介入治疗等。

（1）**手术**　是早期宫颈癌的主要治疗手段之一，适用于I期和IIA期的宫颈癌患者。常用的手术方式是经腹或腹腔镜广泛全子宫切除术及盆腔淋巴结清扫术，以及腹主动脉旁淋巴切除或取样。年轻患者卵巢正常可保留。手术后要根据病理结果综合判断是否需要辅助治疗，对于伴有脉管瘤栓、深间质浸润、淋巴结转移等高危因素的患者，术后常需要给予放化疗，以减少复发，改善预后。

（2）**放疗**　包括外照射和腔内照射（近距离放疗），外照射包括了子宫及宫颈旁、阴道旁组织和盆腔或腹主动脉旁淋巴结引流区域，腔内照射则主要针对宫颈局部病灶。放疗适用于IIB期及以上或全身情况不适宜手术的早期宫颈癌，以及手术后病理发现有高危因素的患者。另外，宫颈局部肿瘤巨大时可行术前腔内照射，以缩小肿瘤。

（3）**化疗**　主要用于晚期、远处转移或复发的患者，常用化疗药物有顺铂、卡铂、紫杉醇、博来霉素、异环磷酰胺、氟尿嘧啶等。近年来也常用于术前的新辅助治疗，通过新辅助化疗缩小肿瘤病灶后再行手术。也用于放疗同步化疗，增强放射线对于肿瘤的杀伤作用。

宫颈癌根治术能保留卵巢吗

宫颈癌主要转移方式为直接蔓延和淋巴系统转移，血行转移到卵巢少见。文献报道，宫颈鳞癌发生卵巢转移率小于1%，宫颈腺癌发生卵巢平均转移率为3.7%。宫颈癌卵巢转移的高危因素有：临床分期、病理类型、肿瘤大小、淋巴结或血管浸润、宫旁或宫体组织受侵犯及盆腔淋巴结转移等。故目前认为，对于无卵巢转移高危因素的早期宫颈鳞癌患者，保留卵巢是安全的，对宫颈腺癌的手术中是否保留卵巢还需慎重选择。

宫颈癌保留卵巢的方式目前常用的是卵巢悬吊异位保留，将卵巢置于盆腔放射治疗区域外，远离放疗辐射，防止放疗对卵巢功能造成损伤，最大限度地保留卵巢功能。

子宫和卵巢是女性主要的内生殖器官，宫颈癌术后保留卵巢功能不论是从生理方面还是心理方面，均对改善患者的术后康复和长期生活质量有积极作用。

什么样的宫颈癌需要放疗

放疗是宫颈癌的主要治疗手段之一，任何分期的宫颈癌患者都可以选择放疗。对于早期宫颈癌，特别是年龄较大或全身一般情况不能耐受手术的患者，放疗可以获得与手术相当的效果。对于IIB期及以上宫颈癌患者，肿瘤向周围组织浸润性生长，手术已不能彻底切除肿瘤，而且由于手术范围大，损伤到周围器官的风险高，术后患者生活质量差，放疗更是治疗的主要方式。

另外，单纯宫颈局部肿瘤巨大时可行术前腔内照射，缩小肿瘤后再行手术。手术后病理提示有复发高危因素的宫颈癌，也需要行术后辅助放疗。

宫颈癌治疗后要如何复查

宫颈癌作为恶性肿瘤的一种，术后也存在复发和转移的风险，据统计，即使是早期宫颈癌，治疗后仍有5%~20%的患者复发，而且绝大多数是在手术后2~3年内，所以宫颈癌患者治疗后遵医嘱定期复查是必要的。

临床上一般治疗结束后3个月开始第一次复查。复查时，医生会根据患者的具体情况确定需要检查的项目，一般情况下会进行血液的肿瘤标志物检查、影像学检查及妇科检查（包括三合诊、宫颈阴道细胞学检查等）。影像学检查一般会包括腹盆腔的超声检查和胸片，必要时会根据病情建议患者进行CT、MRI，甚至PET-CT检查。当然，每一次复查的检查项目并不是固定不变的，需要临床医生根据患者的具体病情及检查结果具体制定。然后医生会根据检查结果，给出下一次复查的建议，都无异常时，一般治疗后前两年至少每3个月复查一次，第3~5年每4~6个月复查一次，然后可以每年复查一次。

宫颈癌的预后如何

如果宫颈癌在I期能够及时得到确诊和治疗，其5年生存率一般在80%~90%，如果在更早期，特别是IA期，5年生存率可以达到95%。II期宫颈癌的5年生存率一般是50%~70%，III期宫颈癌的5年存活率则为30%~50%，IV期的5年存活率一般只有10%左右了。

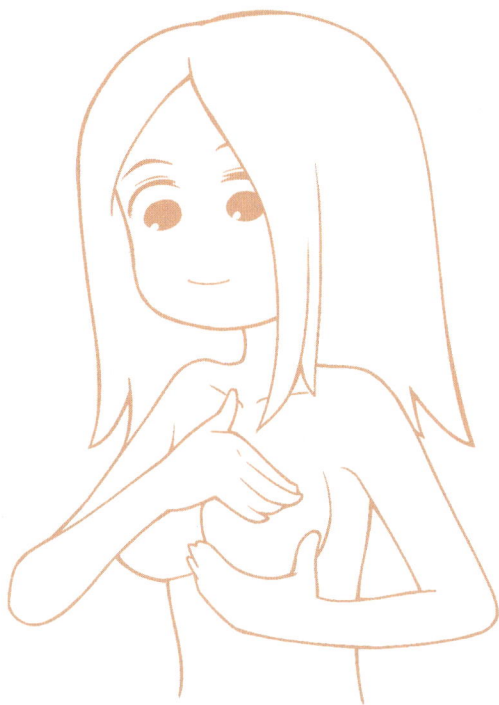

饮食要平衡，不偏食，不忌食

荤素搭配，粗细搭配

不要一味进补

定期体检

乳腺癌

乳腺癌是一种什么病

女性恶性肿瘤的首位 发病率升高

年轻化趋势

早期诊断和筛查

乳腺癌的发病在全球范围内一直位居女性恶性肿瘤的首位，随着医疗条件的发展与新药物的不断研发，虽然过去10年中全世界乳腺癌发病率年增3%，但乳腺癌患者的生存率却提升了20%。我国虽属女性乳腺癌的低发地区，但近年来乳腺癌的发病率明显升高。中国主要城市10年来乳腺癌发病率增长了37%，死亡率增长了38.9%，农村乳腺癌死亡率增长了39.7%。我国乳腺癌的年均增长速度较快，每年上升3%～4%，在上海、北京、天津及沿海地区已占女性恶性肿瘤发病率的首位。国内乳腺癌的发病正在呈现出年轻化的趋势，西方乳腺癌的发病高峰为绝经后，而且随着年龄增长，发病率增高。而我国乳腺癌的发病高峰年龄段为40～49岁，比西方国家早10～15年。我国早期乳腺癌患者仅占30%，远低于发达国家。目前早期乳腺癌的临床治愈率可达80%～90%，而晚期乳腺癌的治愈率不足40%。因此，乳腺癌早期诊断和筛查具有更为重要的意义。

乳腺癌的危险因素有哪些

乳腺癌的危险因素主要包括未婚、未育、晚育、未哺乳；患乳腺良性疾病尤其乳腺非典型增生；胸部接受过放射线照射；长期服用外源性雌激素；绝经后肥胖；过量饮酒；性格内向、精神长期抑郁以及家族遗传史。

乳腺癌的发生、发展与雌激素有关，肥胖女性体内除卵巢分泌的雌激素以外，还有脂肪组织可生成相当可观的雌激素，肥胖的人体内脂肪堆积过多，雌激素生成也增加，多余的雌激素贮存于脂肪组织内，并不断释放进入血液，对乳腺组织产生刺激，就容易引起乳腺癌。雌激素水平越高越易患乳腺癌，也影响乳腺癌的预后。肥胖不仅增加患乳腺癌的风险，也影响乳腺癌的治疗效果与预后！肥胖的乳腺患者发生腋窝淋巴转移的概率比瘦的患者高，而且手术的效果相对也要差，术后复发的风险也更高。

但同时也有多项研究显示，肥胖症和绝经前女性的乳腺癌风险具有负相关性。然而，并不是所有研究都显示出该相关性。而且肥胖症对绝经前乳腺癌风险的影响在不同乳腺癌亚型之间具有广泛差异。因此总的来说，还是应该适当控制体重为好。

植物性雌激素和
乳腺癌有关吗

雌激素对女性生长发育及许多疾病预防都有作用。但体内雌激素水平过高，的确有引发乳腺癌、乳腺增生、子宫内膜癌、子宫肌瘤等病症的危险。这也正是许多人对豆制品心存顾虑的原因。

大豆异黄酮和人体雌激素一样也可以和雌激素受体结合，但它表现出的活性仅相当于人体雌激素的1/1000~1/100。特别记住一点，大豆异黄酮的作用是双向的，它是帮助人体雌激素稳定的"调节器"。在人体雌激素水平不足时，它能稍微弥补雌激素的不足；在人体雌激素水平较高时，它和雌激素受体的结合，一定程度上限制了人体雌激素和雌激素受体的正常结合，整体上反而降低了体内的雌激素作用。所谓"遇低而补，遇高而抗"。

《中国居民膳食指南》推荐每天食用30~50g大豆，这是绝对安全合理的摄入量。一般情况下，50g干豆如果换算成大豆制品，约为200g豆腐，大概是半盒的盒装豆腐；或者800ml也就是大约4杯豆浆。正常量食用豆制品不会导致体内雌激素水平过高，女性也无需担心乳腺癌等病症。豆制品反而能降低乳腺癌风险，有研究表明，它对预防乳腺癌、降低乳腺癌患者死亡风险和复发概率都有积极作用。2009年，《美国临床营养学》上一篇针对7万多名中国女性的研究发现，从青春期就开始摄入较多豆制品的人，绝经前患乳腺癌的风险比摄入较少的人降低约40%。2012年，该杂志又发表了一篇中美合作的调查，研究者对9514位中美乳腺癌患者进行了平均7.4年的跟踪调查，发现那些摄入豆制品最多的患者，乳腺癌死亡风险及复发风险比摄入量最低的人降低30%左右。国外还有论文指出，豆制品对预防一些其他癌症、骨质疏松及心脏疾病也有一定作用。

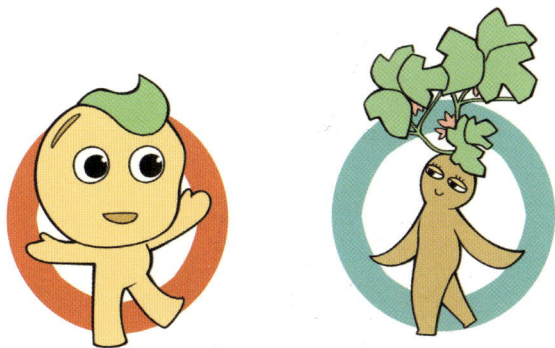

乳腺增生会变成乳腺癌吗

来月经的时候，雌激素水平升高，刺激乳房腺体使乳腺处于增生充血状态。月经过后激素迅速下降，乳腺组织也会恢复原状，但每一次都有一些乳腺组织难以完全恢复，于是局部腺体会越积越厚，每次月经的时候会增厚胀痛。情绪因素如经常生闷气或者发脾气都有可能引起内分泌的波动，使增生的乳腺疼痛加剧，这就是我们常说的乳腺增生。临床上绝大部分的乳腺小叶增生为单纯性增生，是不会癌变的。只有乳腺导管上皮不典型增生有可能会发生癌变。通过专业医生的检查以及一些影像学和病理检查，可以鉴别普通的小叶增生和癌前病变。

如何进行乳腺癌的预防

乳腺癌的预防同样可以分为一级预防和二级预防。一级预防就是针对上述的危险因素，有意识地在平时的生活当中进行规避，避免危险因素的侵袭，均衡饮食，适当运

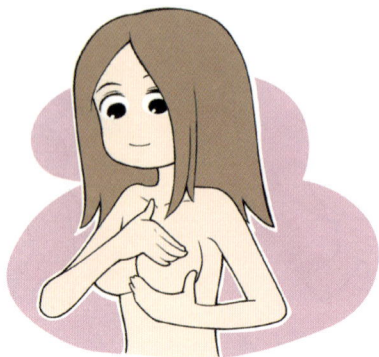

自 检

动，健康生活，心情舒畅。二级预防就是早诊早治。乳腺属于体表器官，筛查相对容易，常用的筛查方法包括乳腺触诊、超声、钼靶还有核磁共振成像，包括：①每月选择月经的第7～10天进行乳房自检。②每年去乳腺专科门诊做1次乳房检查。③每年做1次乳腺超声检查。④40岁以上女性每1～2年做一次乳腺钼靶检查。⑤乳腺癌高危人群如家族性遗传性乳腺癌还可以结合乳腺核磁检查。

乳腺癌有哪些早期症状

乳房皮肤改变　乳头溢液　乳头位置改变　乳腺肿块

　　严格来说，乳腺癌早期没有明显症状！虽然乳腺癌的早期症状不明显，但是任何疾病的发生都不是毫无征兆的，肯定会伴有全身或局部的一些表现，只要我们在生活中注意自身身体状况的改变并定时到医院进行体检，就能及早发现病情。一般情况下，乳腺癌的症状主要有以下表现：①乳房皮肤改变：乳腺癌早期皮肤改变与肿块部位深浅和侵犯程度有关。局部可以隆起或凹陷，如果出现橘皮样改变已经不是早期表现了。②乳腺肿块：乳腺癌的主要表现是乳房上长有肿块，这往往是乳腺癌的就诊主要表现，大多数患者无疼痛等感觉。③乳头位置改变：乳腺癌时乳头常被牵拉使双侧乳头高低不对称或者出现乳头内陷。④乳头溢液：多数伴有乳腺肿块，单纯以乳头溢液为主的乳腺癌少见。

乳头溢液是指从乳房的乳头渗出的任何液体,最好由医生进行乳头溢液检查和评估。乳头溢液可能是乳白色,也可能是透明的、黄色的、绿色的、棕色的或带血的。乳头溢液通常是良性的,但是也有可能是乳腺癌。可能导致乳头溢液的原因包括:脓肿、避孕药、乳腺癌、导管原位癌、内分泌失调、过度刺激、乳腺纤维囊性增生、乳腺导管内乳头状瘤、乳腺导管扩张、乳腺炎、调整月经周期的药物使用、佩吉特病、母乳喂养、垂体瘤等。

乳腺癌的诊断方法有哪些

(1)**每月自检** 月经结束后的一周左右做自我检查。虽然不能完全依赖自我检查诊断早期乳腺癌,但可以增强个人防癌的意识。

(2)**医生触诊** 专科医生是很有经验的,医生触诊可以筛选出相当一部分的患者。

(3)**超声检查** B超检查可以判断肿块性质和位置,方便无创,较适合中国女性尤其是年轻女性。

(4)**乳腺X线检查** 乳腺X线检查可以得到清晰的图像,检查出乳腺结构的变化和细小的钙化,但费用比B超检查高。建议女性在40岁以后,或有超声检查异常的女性,定期进行X线检查。

(5)**乳腺核磁检查** 是目前乳腺诊断敏感性最高的检查方法。适合于可以乳腺癌的患者,乳腺癌高危人群以及保乳手术前的评估。缺点就是费用较高,而且需要打造影剂。

(6)**穿刺检查** 对于乳腺病变有时候需要进行诊断性穿刺来明确病变性质。包括细针细胞学检查和空心针组织检查,可以明确组织病理学诊断。

早期诊断乳腺癌有哪些好处

乳腺癌早期诊断的好处主要体现在以下几个方面：①早期诊断后治疗效果好，可以获得比较长的生存期。一期5年生存率接近100%，但是到了四期以后5年生存率就下降到22%，差别还是非常大的。②早期乳腺癌能够获得比较好的生活质量。早期乳腺癌往往能够进行保乳手术和前哨淋巴结活检手术，避免整个乳腺切除和腋窝清扫手术，这对于术后生活质量的提高有着巨大的意义，患者的生理、心理以及回归社会方面都会好很多。③如果早期乳腺癌接受治疗，往往可能会减少花费。虽然保乳需要放疗可能增加了一些费用，但是早期的乳腺癌患者尤其是原位癌在术后往往可以避免化疗。因此乳腺癌的早期诊断无论是在生理、心理还是经济方面都是非常重要的。

乳腺超声和钼靶检查如何选择

超声和钼靶是乳腺癌检查最常用的两种方法，二者各有所长，结合起来实施可以取得最好的效果。钼靶的原理是X线检查，因此可以根据密度差异，对肿块形态、边缘情况及周围结构的变化做出诊断。钼靶对于微小钙化的显示最具有优势，成簇的泥沙样钙化常常提示乳腺癌的可能。但钼靶X线诊断仍存在如下问题：致密型乳腺因分辨率较低容易漏诊，病变的囊实性成分较难鉴别；乳腺体积偏小、肿块靠近胸壁的患者容易漏诊；有一定的放射性，不适宜频繁检查，也不适宜作为年轻女性的普查方法。

乳腺超声检查方便便宜、无放射性，具有实时性和反复操作性，是年轻、妊娠或哺乳期女性乳腺检查的首选。高频超声能清楚显示乳腺内肿块的回声、边界、形状、纵横比及血流情况。超声检查的优势：对囊性与实性肿块鉴别的准确率高；对于临床医师可触及而钼靶摄片却未能显示的病变，超声往往有所发现；超声可观察致密型乳腺患者病灶情况，并判断良恶性，同时可引导活检；超声检查可了解腋窝及锁骨上淋巴结转移情况。但是超声对细小钙化的显示敏感度较差，远不如钼靶X线。

　　临床上最好还是两者结合对乳腺病灶进行综合评价，可明显提高早期乳腺癌的检出率。

前哨淋巴结活检是怎么一回事

　　前哨淋巴结指的是引流原发肿瘤的第一站淋巴结，也是最先接受肿瘤转移的淋巴结。理论上讲如果前哨淋巴结无肿瘤转移，其他淋巴结发生转移的概率就非常小。腋窝淋巴结是乳腺癌转移的主要方向，长期以来腋窝淋巴结清扫术一直是治疗乳腺癌的主要方法，但术后可能导致上肢水肿、腋窝积液、感染等并发症，给患者带来更大的痛苦。

　　前哨淋巴结活检术就是通过切除前哨淋巴结观察是否有转移，进而避免进行腋窝淋巴结清扫术的一种方法。目前探测前哨淋巴结并进行定位有两种方法，这两种方法具有互补性，如果结合起来用，其准确率几乎可达到100%。第一种方法是在肿瘤周围注射放射性同位素胶体药物来标定前哨淋巴结，通过伽马探测系统来定位前哨淋巴结；第二种方法是用注射蓝色染料来标记前哨淋巴结，这样就可以通过肉眼观察蓝染的淋巴结来寻找前哨淋巴结。前哨淋巴结活检术可以避免损伤腋窝的血管、神经和淋巴管，避免了术后上肢水肿、功能障碍、前臂内侧皮肤感觉异常等情况的发生，而且术后恢复快，明显改善术后的生活质量。

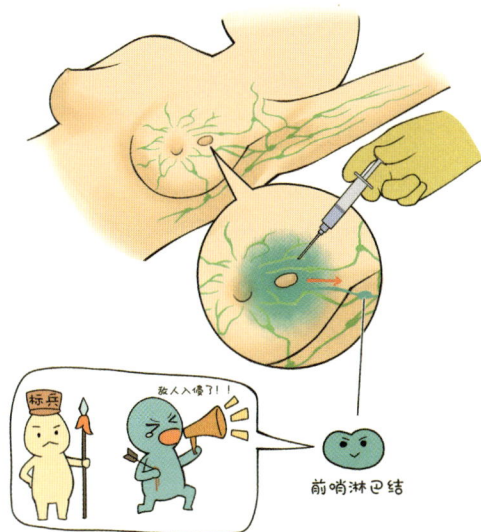

前哨淋巴结

发现乳腺上有结节应该怎么办

随着超声检查的普及以及大家健康意识的增强，乳腺检查中经常有结节被发现。发现乳腺结节怎么办呢？首先要确定结节的性质，然后才能确定如何处理它。乳腺结节手术活检中纤维腺瘤约50%，小叶增生约35%，囊肿及其他良性疾病约10%，乳腺癌占2%～8%，因此大部分的结节还是良性的。在发现结节后我们要根据超声或者钼靶检查所示结节的大小以及边界特征是否清晰、形态特征是否规则、内部回声是否均匀，供血是否丰富等特征来综合判断，然后给出一个处理，是手术治疗还是密切超声随访，以便及时发现病情变化。对于高度怀疑恶性的乳腺肿块要及时活检。恶性征象不明显者，可以结合具体的检查描述，向患者说明随访和手术两种选择的利弊，以便患者做出选择。

乳腺改变　标准化、规范化　描述乳腺病灶　评价病灶恶性程度　综合分析

乳腺BI-RADS（Breast imaging reporting and data system）分级即美国放射学会（ACR）创立并推荐的"乳腺影像报告和数据系统"中采用的表示乳腺改变的标准。这一标准的建立使描述乳腺病灶的特征性术语和评价病灶恶性程度的报告术语趋于标准化、规范化，降低了解读乳腺影像学报告中出现误差和不确定性，尤其对乳腺癌复查诊断更为重要。BI-RADS分级标准如下。

0级：需要召回，结合其他检查后再评估，说明检查获得的信息可能不够完整。

I级：未见异常。

II级：考虑良性改变，建议定期随访（如每年一次）。

III级：良性疾病可能，但需要缩短随访周期（如3～6个月一次），这一级恶性的比例小于2%。

IV级：考虑恶性病变可能，需要活检明确。

V级：高度怀疑为恶性病变（几乎认定为恶性疾病），需要手术切除活检。

VI级：已经由病理证实为恶性病变。

当您拿到医院的乳腺钼靶片、B超检查和核磁共振检查报告时，看到诊断为乳腺改变BI-RADS多少级，先不必紧张，不要认为报告BI-RADS几级就是乳腺癌的几期，若显示为BI-RADS III级以上才需要慎重对待。当然最终还需要临床医生结合具体情况做出综合分析，再给出诊疗建议。

乳腺里发现有钙化应该怎么办

不同乳腺疾病产生钙化的机制不同，有多种因素可导致乳腺钙化，如组织退变、坏死细胞的钙盐沉积，某些肿瘤分泌含钙盐的物质等。分析钙化的形态、数目、部位以及与周围结构的关系，对辨别病变的性质有较大的帮助。乳腺X线摄影检查是目前发现乳腺钙化最敏感的技术。乳腺X线检查时乳腺钙化表现为高密度影，呈现为小白点状改变。乳腺钙化灶按照大小可分为粗大钙化和微小钙化，按照形态可分为点状、沙砾样、短棒状和分枝状，按照分布可分为散在、弥漫、节段和成簇分布。其中，粗钙化通常发生于良性病灶；散在分布的钙化一般为良性钙化；弥漫性分布的微钙化若无局部成簇，通常也是良性病变。节段性和成簇分布的短棒状、沙砾样钙化需考虑恶性可能，恶性风险在90%以上，多为导管原位癌或浸润性导管癌。一旦体检查出乳腺钙化，需结合大小、形态、分布、临床病史等信息分析其性质。恶性钙化需要积极处理，良性钙化及可能良性钙化可以随访复查。

乳腺穿刺会造成乳腺癌转移吗

虽然影像检查可以发现异常病变，但是不能明确诊断为良性或者恶性。因为迄今病理诊断仍是确定病变性质的金标准，患者只有进行穿刺活检得到细胞或组织后进行病理检查才能获得最终的诊断。乳腺穿刺是获取乳腺组织或细胞进行病理诊断的重要方法，因为穿刺是一种创伤性操作，患者和家属存在穿刺活检会引起肿瘤播散的担心和误解。虽然穿刺理论上会造成肿瘤沿着穿刺道种植和播种的可能，但实际上大量的临床实践数据证明，穿刺活检不会引起癌症的远处扩散和转移，因为穿刺活检明确乳腺癌诊断后，连同针道所在的乳腺部分会被手术一并切除。因此只要是由经验丰富的专业人员操作，尽可能缩短穿刺的时间，我们完全没有必要担心穿刺造成转移的问题。

乳腺癌可以分为哪几种病理类型

乳腺癌有多种分型方法，目前国内多采用以下病理分型。

（1）非浸润性癌 包括导管内癌（癌细胞未突破导管壁基底膜）、小叶原位癌（癌细胞未突破末梢乳管或腺泡基底膜）及乳头湿疹样乳腺癌。此型属早期，预后较好。

（2）早期浸润性癌 包括早期浸润性导管癌（癌细胞突破管壁基底膜，开始向间质浸润）、早期浸润性小叶癌（癌细胞突破末梢乳管或腺泡基底膜，开始向间质浸润，但仍局限于小叶内）。此型仍属早期，预后较好。早期浸润是指癌的浸润成分小于10%。

（3）浸润性特殊癌 包括乳头状癌、髓样癌（伴大量淋巴细胞浸润）、小管癌（高分化腺癌）、腺样囊性癌、黏液腺癌、大汗腺样癌、鳞状细胞癌等。此型分化一般较高，预后尚好。

（4）浸润性非特殊癌 包括浸润性小叶癌、浸润性导管癌、硬癌、髓样癌（无大量淋巴细胞浸润）、单纯癌、腺癌等。此型一般分化低，预后较上述类型差，且是乳腺癌中最常见的类型，占80%，但判断预后尚需结合疾病分期等因素。

（5）其他罕见癌 包括炎性乳癌、分泌性癌、印戒细胞癌、透明细胞癌等。

乳腺癌的分子分型是怎么回事

乳腺癌是一种高度异质性的肿瘤，传统的病理形态学分型在目前的临床实践中已逐渐显示出其不完善性。随着人类基因组计划的完成及分子生物学技术的应用，以肿瘤形态学结合基因表达特征的分子分型概念已被学者们所认同。

（1）Luminal A型 是乳腺癌最常见的分子亚型，发病率为44.5%~69.0%。ER 和/或PR（＋），HER-2（－），预后最好。内分泌治疗效果最佳。常采用内分泌治疗（±化疗）。绝经前常选择三苯氧胺、去势药物戈舍瑞林，绝经后常选择芳香化酶抑制剂如阿那曲唑、来曲唑等。

（2）Luminal B型　发病率为7.8%，ER和/或PR（＋），HER-2（＋），内分泌治疗仍有效，预后较好。Luminal B 型乳腺癌由于HER-2表达阳性，对他莫昔芬的反应性低于Luminal A 型，但改用其他作用机制的内分泌治疗仍有效。治疗常采用化疗+内分泌治疗+靶向治疗。

（3）Her-2过表达型　发病率为14.7%，ER和/或 PR（－），HER-2（＋），内分泌无效，化疗效果较好，并且是HER-2靶向治疗药赫塞汀治疗的适应病例。HER-2（＋）型乳腺癌对于环磷酰胺联合蒽环类（AC）化疗方案的疗效明显优于Luminal型，前者的临床缓解率可达70%，而后者为47%。该型虽然对化疗较为敏感，但临床预后较差。常采用化疗+靶向治疗，使用1年赫赛汀治疗能使复发相对风险降低52%，3年无病生存增加12%。

（4）Basal-like型　发病率为17.1%，ER和/或PR（－），HER-2（－），内分泌无效，化疗效果好，预后最差。其转移多发生于内脏及中枢神经系统。治疗选择化疗。在接受术前新辅助化疗（AC）的乳腺癌患者中，具有较高的总反应率及病理缓解率，85%的患者出现临床缓解，其中27%达到病理完全缓解，明显高于Luminal型乳腺癌。虽然对术前新辅助化疗敏感，病理缓解率高，但在乳腺癌的分子分型中其预后仍最差。

病理形态相同的乳腺癌，由于分子遗传学改变，在分子水平上呈现高度异质，从而导致肿瘤的预后及对治疗的反应差别很大。而以基因表达谱和基因芯片为基础提出的乳腺癌基因分型，能更精确地反映肿瘤的生物学行为，判断预后，并有利于选择和研究更具针对性的个性化治疗方法。应根据每一位患者的分子分型及其他相关因素，制定个体化、系统性的治疗方案。

乳腺癌的分期同样要考虑TNM
三个指标，也就是肿瘤大小T，淋巴
结情况N，是否有转移M。

T主要包括：Tx，原发肿瘤无法评估；T0，无原发肿瘤
证据；Tis，原位癌；T1，最大径≤20mm；T2，最大径＞
20mm，且≤50mm；T3，最大径＞50mm；T4，不论大小，侵
及胸壁和/或皮肤（溃疡或结节）。

N主要包括：Nx，区域淋巴结无法评估；N0，无区域淋巴
结；N1，可活动的同侧I、II组腋淋巴结；N2，融合或固定的同
侧I、II组腋淋巴结；或临床发现的内乳淋巴结转移而没有腋淋巴
结转移的证据；N3，同侧锁骨下淋巴结（III组）转移，伴或不
伴I、II组淋巴结转移；或临床发现的内乳淋巴结转移，伴临床发
现的I、II组腋淋巴结转移；或同侧锁骨上淋巴结转移，伴或不伴
腋淋巴结或内乳淋巴结转移。

M主要包括：M0，无远处转移的临床或影像学证据；M1，
经典的临床或影像学方法能发现的远处转移灶和/或组织学证实
的大于0.2mm的病灶。

乳腺癌的不同分
期有什么意义

根据不同的解剖学T、N、M组合
将乳腺癌划分为不同的分期，可以指
导下一步的治疗和判断预后。第8版
AJCC癌症分期系统首次提出预后分期（prognostic stage group）的
理念，预后分期包括解剖学TNM分期、肿瘤组织学分级（G）、生物
标志物（ER和PR、HER-2）的表达状态及多基因检测复发风险的分
期系统。目前美国癌症患者首选预后分期对肿瘤进行综合评价，如
果没有条件获取生物标志物的信息，解剖学分期仍可作为分期标准。

谈癌
不色变

乳腺癌有哪些治疗方法

当前乳腺癌的治疗方法主要有：手术治疗、放射治疗、内分泌治疗、化学药物治疗、中医中药和靶向治疗等。

（1）**手术治疗** 对于较早期的乳腺癌来说，手术治疗是一种根治的方法，对较晚期的乳腺癌则常作为一种姑息性的治疗手段，包括乳腺改良根治术、乳腺保乳手术、前哨淋巴结活检术等。

（2）**放射治疗** 也是乳腺癌主要治疗方法之一，属于局部治疗手段。包括根治性放射治疗、术前、术后的辅助治疗以及姑息性放射治疗等。

（3）**内分泌治疗** 内分泌治疗在乳腺癌的综合治疗中占据重要地位。内分泌治疗方案的制定有赖于病理检查激素受体的测定，激素受体状态与乳腺癌的疗效有明确关系。

（4）**化学药物治疗** 化疗已成为各期乳腺癌的积极治疗措施，对于提高治愈率、延长生存时间发挥巨大作用。早期病例于根治术后给予辅助化疗，能提高治愈率；晚期患者化疗结合其他治疗，也有缓解病情和延长存活期的作用。

（5）**中医中药治疗** 中药是乳腺癌治疗中的有益补充，可以调理机体功能、增强自身抗癌能力、延缓肿瘤进展。

（6）**靶向治疗** 也属于内科治疗的范畴，目前应用较多的就是针对HER-2阳性的乳腺癌患者，主要药物是曲妥珠单克隆抗体。另外还有针对mTOR、VEGF靶点、EGFR的药物以及针对BRCA1/2突变的PARP抑制剂等靶向药物。

什么样的乳腺癌应该进行新辅助化疗

新辅助化疗已经成为局部晚期乳腺癌的常规疗法。对乳腺癌肿块较大或腋淋巴结有转移以及有任何其他复发、转移高危的可手术乳腺癌均应视为新辅助化疗的适应证。新辅助化疗有助于了解肿瘤对化疗的敏感程度，为进一步化疗提供有价值的依据；有可能防止耐药细胞株的形成；能使肿瘤缩小，便于手术，降低分期，使更多的病例能进行保留乳房的手术；能防止新转移灶的形成和刺激免疫活性等；能帮助患者消灭潜在的亚临床病灶，也为局部晚期患者创造了手术条件。新辅助化疗提供了一次明确的体内药物实验，为术后化疗方案选择提供了依据。

手术治疗乳腺癌有哪些方式

手术治疗是乳腺癌治疗的主要方法，能手术的患者首选手术治疗。主要的手术方式有：根治术、改良根治术、保乳手术、乳房单纯切除加前哨淋巴结活检、保留乳房加前哨淋巴结活检、乳腺癌手术加 I 期乳房再造手术（即刻再造手术）、乳腺癌术后 II 期乳房再造（或称延迟再造手术）、姑息性乳房切除或乳房肿块切除等。

根治术是指切掉乳房、胸大肌和胸小肌，并将腋窝淋巴结清扫干净。目前根治术很少采用了，除非肿瘤属于局部晚期，有较大范围的胸大、小肌侵犯。

改良根治术是指切除乳房和腋窝淋巴结清扫。这是目前乳腺癌手术常常采用的手术方式，主要是针对那些不适合保留乳房、腋窝淋巴结临床诊断考虑有转移的患者。

保留乳房手术是指对于适合保留乳房的患者做肿瘤的扩大切除，切缘干净，术后加全乳放疗，是目前最常采用的手术方式。

乳腺癌手术加Ⅰ期乳房重建手术针对不适合保乳，但对乳房的外观很在意的患者，可以在根治乳腺肿瘤的同时行乳房Ⅰ期再造。分假体植入再造和自体皮瓣转移再造。

乳腺癌术后Ⅱ期乳房再造手术是指乳腺癌手术数年后重新做乳房的再造手术，主要以自体组织皮瓣转移为主，或者自体皮瓣加假体。

姑息性乳房肿块或乳房切除是指对于部分发现时即有远处转移的Ⅳ期乳腺癌患者，从局部控制、改善生活质量的目的出发所采用的手术方式，或者对于老年患者身体状况较差，不能耐受更大更彻底的手术所做的选择。

前哨淋巴结活检是指对于乳腺淋巴引流的第一站淋巴结也叫前哨淋巴结，进行切除后病理检查，如果没有转移，就不对腋窝行进一步清扫，减少了手术创伤和并发症的发生，保护了患病侧上肢的功能。

乳腺癌手术是全切好还是保乳好

乳腺癌是全切好还是保乳好，这个问题其实要根据个人要求和疾病情况来确定，而不能简单地说哪个更好。选择保乳手术首先要患者有保乳的愿望，其次还要适合做才行，包括乳腺内的肿瘤不是多中心病灶、肿瘤的大小与乳房的比例合适、未侵及胸肌和皮肤等。保乳手术通过手术与放疗结合使乳癌患者获得与根治手术同样的生存率，同时控制局部复发率，并且使患侧乳房术后达到一定的美观效果。保乳手术后必须要加上放疗，而乳腺全切手术后除非病情较晚一般不需要放疗。保乳手术由于保留了乳腺，术后患者自信心增强，大大提高了患者的生活质量；而根治术会使患者失去一侧乳房，造成外形缺失，心理影响较大。随着大家生活水平的提高和观念的改变，保留乳房手术已经逐渐成为较常采用的手术方式。

乳腺癌的内科治疗主要包括化疗、内分泌治疗以及靶向治疗。目前我们国家乳腺癌的早诊比例依然不高，因此只有原位癌以及非常早期的病例可以免于化疗，大部分的乳腺癌患者术后往往需要进行辅助化疗。具体还要综合考虑患者的病理结果，主要包括病灶的大小、病理分级情况、淋巴结是否转移、雌性激素、孕激素受体以及HER-2基因情况，以及年龄和身体状况等来综合判断。另外，基因检测可以进行复发危险的评估，为是否需要化疗提供支持。

局部晚期的患者进行的新辅助化疗可以把不可手术的肿瘤转化成可手术状态，提高保乳率，同时对术前可手术的患者有潜在获益，还有机会观察个体对治疗的临床和病理反应。

乳腺癌术后放疗可减少局部复发风险和死亡风险，是乳腺癌治疗中十分重要的方法。术后的放射治疗主要包括以下几种情况：早期乳腺癌保乳术后；乳腺癌根治术或改良根治术后具有下列高危预后因素之一。①原发肿瘤最大直径≥5cm，或肿瘤侵及乳腺皮肤、胸壁。②淋巴结转移≥4个。③淋巴结转移1~3个的T1/T2患者，其中包含至少下列一项因素的患者可能复发风险更高，术后放疗更有意义：年龄≤40岁，腋窝淋巴结清扫数目＜10枚但转移比例＞20%，激素受体阴性，HER-2/neu过表达，组织学分级高以及脉管瘤

早期乳腺癌保乳术后

淋巴结转移

复发风险高

栓等。当然，放疗的具体实施还要结合患者的年龄、身体状况以及具体的病理指标来综合判断。

乳腺癌的基因检测有什么作用

首先，基因检测可以判断患者是否适合于应用一些靶向药物进行治疗，这在临床上已经广泛应用。另外，由于乳腺癌是一种高度异质性疾病，也就是说按照现有临床分期及病理分级相同的患者对治疗的反应和预后差别很大，包括很早期的乳腺癌复发风险和治疗反应也有明显差异。如何避免患者在化疗没有明显意义的情况下接受不必要的辅助治疗？如何更准确地判断一例乳腺癌的治疗效果和预测复发可能？基因检测可以提供进一步相关的判断依据。与传统TNM分期、病理指标相比，通过基因检测可以提供更为准确的预后预测信息，为选择治疗方案提供参考，其价值已经在乳腺癌的多项临床试验中得到验证。

近年来，针对早期乳腺癌的多基因检测系统不断成熟并陆续面世，不同的临床实践指南已明确推荐多基因检测用于早期乳腺癌患者复发风险预测，以指导临床制定科学的辅助化疗决策。AJCC发布的第8版癌症分期系统首次针对乳腺癌多基因检测进行推荐，已经获得美国食品药品监督管理局（Food and Drug Administration，FDA）批准。但对于中国人来说，单独根据多基因分析进行辅助需要慎重，因为目前基于华裔人群的多基因分析相关研究仍然较少，缺乏相应的行业标准与共识，国内开展的多基因检测技术有待验证，结果尚不可靠。预测乳腺癌复发风险时仍建议以临床病理指标为基础，两者有效结合。

乳腺癌的靶向治疗和其他疾病的靶向治疗一样，都是使用进入体内后能够特异性选择分子水平上的某一位点发生作用的药物进行治疗的过程。靶向治疗不会波及正常组织细胞，一般不会出现常规化疗药物引起的严重化疗副作用。但正因为靶向治疗的精准打击原理，只有存在相应靶标的乳腺癌患者才适合于使用靶向治疗，也就是说在使用靶向治疗前，要先进行相应的检测，看看是否适合使用。靶向治疗并非对所有的乳腺癌患者都适用。目前常用的靶向治疗药物是针对HER-2阳性的乳腺癌患者，主要药物是曲妥珠单克隆抗体（赫赛汀）。另外还有针对mTOR、VEGF靶点、EGFR的药物，以及针对BRCA1/2突变的PARP抑制剂等靶向药物。

乳腺癌治疗后的生存怎么样

乳腺癌相对于其他肿瘤来说预后要好得多。近30年来，随着临床诊疗水平的提高和乳腺癌筛查的普及，乳腺癌的生存率迅速提高。在欧美发达国家，乳腺癌的5年生存率已经达到90%，我国女性乳腺癌患者的5年生存率为73%，在医疗条件较好的大城市可达80%，与发达国家还有一定差距，但总体生存状况明显好于其他常见恶性肿瘤。

乳腺癌治愈率提高的同时也带来了后续的各种问题，比如化疗的远期不良反应，手术后带来的瘢痕和淋巴水肿，长期内分泌治疗引起的骨骼、心脏、神经系统的影响，以及年轻患者的性功能、生育、心理、社会等问题，这些都在影响着乳腺癌生存者的生活质量。因此要求对于乳腺癌患者治疗后的康复管理要更加关注，主要包括乳腺癌复发监测和第二原发癌的筛查、疾病本身和治疗导致的生理和心理副作用和远期管理、健康促进等。

乳腺癌治疗后复查需要注意哪些问题

乳腺癌患者预后较好，治疗结束后需要长期进行复查监测，主要是监测和早期发现肿瘤的复发转移和第二原发癌的出现，这也要结合患者具体的复发危险度、身体情况和患者意愿来综合实施。乳腺癌在治疗后的最初3年会有一个复发的高峰，因此前2~3年内要每3~6个月进行详细检查，随后的2年内要每6~12个月复查一次，很早期的乳腺癌可以适当延长间隔时间。检查的项目主要有血常规、肝功肾功生化等。同时还应该定时拍胸片或低剂量CT，以监测肺部有没有转移灶。定时做颈部、乳腺及腹部超声检查，以观察相应器官的状况。如出现肢体疼痛等情况，则要做同位素骨扫描检查或脑CT检查，以明确是不是已产生骨和脑转移。对于使用芳香化酶抑制剂者，要进行骨密度检测；对于使用他莫昔芬者，要进行常规妇科体检等。大约60%的患者局部复发时都是有症状的，因此在平时的生活中也要自己密切观察身体的变化。

乳腺癌患者如何注意饮食

乳腺癌患者的饮食要根据病情的不同阶段以及治疗带来的相应影响来综合处理。总的来说就是饮食要平衡，不偏食，不忌食，荤素搭配，粗细搭配，不要一味进补或者严格限制不吃某种食物。癌症患者最主要的问题是营养障碍，改善患者的营养是抗癌治疗中最重要的措施。合理调配癌症患者的饮食可提高机体抵抗力，对患者的治疗和康复十分有利。注意适当多吃一些易消化吸收的蛋白质食物，如牛奶、鸡蛋、鱼类、豆制品等。适当补充热量和维生素、矿物质。尽量做到饮食多样化，注意色、香、味、形，促进患者食欲。

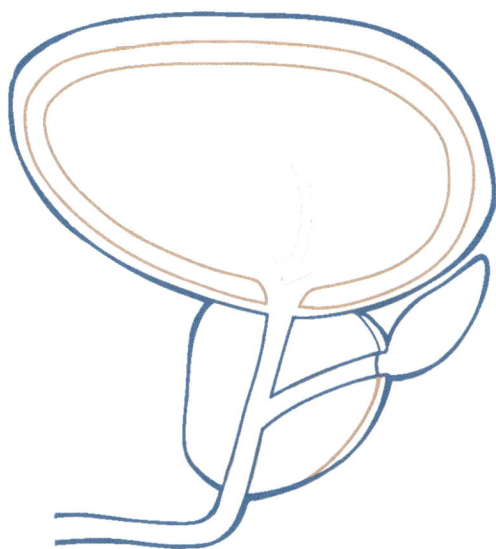

戒烟限酒

低脂饮食

加强体育锻炼，控制体重

多吃水果、蔬菜、豆类和谷类

前列腺癌

前列腺在哪里

前列腺是男性特有的器官，属于男性生殖系统的一部分，是男性生殖器官中最大的附属腺体。正常前列腺呈前后稍扁的栗子形，包绕尿道，底朝上位于膀胱颈下方，尿生殖膈上方，前方为耻骨联合，后面正中线上有纵行浅沟，称为前列腺沟，与直肠壶腹部相对。前列腺由腺体组织和肌纤维构成，大小约4cm×3cm×2cm，重量为16~20g。前列腺是具有内、外双重分泌功能的性分泌腺，分泌的前列腺液是构成精液的重要成分。

前列腺容易患哪些疾病

前列腺疾病是男性常见多发病，前列腺疾病最常见的是前列腺炎、前列腺增生和前列腺癌这三种。其中前列腺炎发病率高，前列腺增生次之，前列腺癌居末位。此外前列腺结石也在临床中可见。

前列腺炎分为急性和慢性，急性前列腺炎多为细菌性前列腺炎，大多由尿道上行感染所致。慢性前列腺炎是成年男性的常见病，又分为细菌性和非细菌性，临床上所见的大多属于慢性非细菌性前列腺炎。前列腺增生又称良性前列腺增生，是一种老年性疾病，病程缓慢进展，多数要到60岁以上才有明显症状。

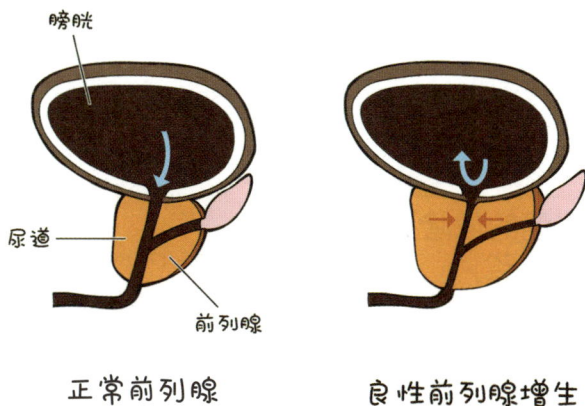

膀胱

尿道

前列腺

正常前列腺　　　良性前列腺增生

什么是前列腺癌

前列腺癌是指前列腺细胞生长失去控制而发生的恶性肿瘤，大多数前列腺癌生长缓慢。由于前列腺所处的位置，前列腺癌压迫膀胱和尿道而导致排尿困难。前列腺癌的发生主要集中于老年男性，发病年龄在55岁前处于较低水平，55岁后逐渐升高，发病率随着年龄的增长而增长，在60岁及以上人群最为常见，高峰年龄为75～79岁。家族遗传型前列腺癌患者发病年龄稍早，年龄≤55岁的患者占43%。

前列腺癌的发病情况如何

前列腺癌是男性常见的泌尿系肿瘤。在世界范围内，前列腺癌发病率在男性所有恶性肿瘤中位居第二，其中70%的新发病例出现在发达国家。中国是前列腺癌发病率和死亡率均较低的国家，在我国，前列腺癌发病率居男性恶性肿瘤的第6位，但随着我国人口的老龄化、饮食结构、生活方式改变等因素，前列腺癌发病率正逐年升高，农村地区的上升幅度高于城市，<50岁的前列腺癌患者也逐渐增多，前列腺癌已成为中国男性泌尿生殖系统发病率最高的恶性肿瘤。

前列腺癌的危险因素有哪些

前列腺癌发生的确切病因尚未完全明确，其发病与多种因素有关，目前已知的因素包括年龄、种族、遗传、饮食、输精管结扎、吸烟、其他前列腺病变等。

（1）**遗传因素**　如果一个人的一级亲属（兄弟或父亲）患有前列腺癌，那么他本人患前列腺癌的风险会增加1倍以上；2个或2个以上一级亲属患前列腺癌，风险会增至5～11倍。

（2）**年龄**　前列腺癌的发病率随着年龄的增长明显升高，前列腺癌在50岁之前发病率较低，50岁以后发病率及死亡率成倍增长。

（3）**种族**　前列腺癌的发病率有显著的种族差异性，黑种人发病率较高，白种人次之，而黄种人则较低。

（4）**饮食结构**　高动物脂肪、红色肉类饮食中脂肪含量过多会引起胆固醇合成增加，进一步导致以胆固醇为底物合成的雄激素增加，而雄激素中的睾酮比率增加是前列腺癌的重要发病要素。

（5）**吸烟**　被认为是包括前列腺癌在内的多种肿瘤发生的危险因素，吸烟还可能增加前列腺癌的复发，并可增加男性死于前列腺癌的风险。

（6）**其他**　有性传播疾病或前列腺炎病史者患前列腺癌的风险明显增高；长时间大量饮用烈性酒可增加患前列腺癌的风险；肥胖也是前列腺癌的危险因素之一。

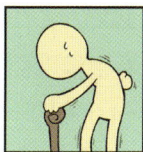
年龄

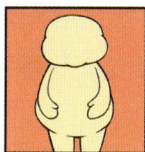
肥胖

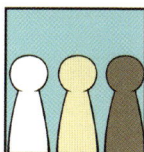
种族

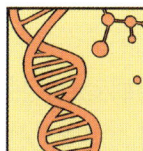
遗传

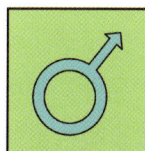
雄激素

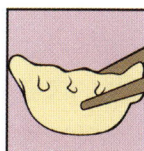
饮食

前列腺增生会变为前列腺癌吗

前列腺增生和前列腺癌虽然均好发于老年男性，发病率均随着年龄增高而增加，发病的内分泌基础和危险因素相似，其临床症状也常常会表现出相似之处，比如都可以出现排尿困难、血清PSA的升高等。

但前列腺增生和前列腺癌却是两种完全不同的疾病，它们有着完全不同的病理进程，并且在前列腺的主要发病部位也是不同的。前列腺增生主要发生在前列腺中央区域的移行带，而前列腺癌则主要发生在前列腺的外周带。所以，前列腺增生本身是不会转变为前列腺癌的。但是，前列腺增生和前列腺癌是可以同时存在的，前列腺癌75%伴有前列腺增生，前列腺增生者中也会有2%～5%伴发前列腺癌，而且有一小部分前列腺癌（约10%）也会发生于前列腺移行带，所以在诊断前列腺增生的同时，要注意排除前列腺癌的存在。

前列腺炎和前列腺癌有关系吗

研究表明，有大约20%的肿瘤与感染引起的炎症有关，例如慢性溃疡性结肠炎与结肠癌、乙型和丙型肝炎病毒引起的慢性肝炎与肝癌、EB病毒感染与鼻咽癌、膀胱炎与膀胱癌等，前列腺慢性炎症也被认为是前列腺癌的一个危险因素，特别是慢性细菌性前列腺炎，与前列腺癌的发生存在正相关性。在高级别前列腺上皮内瘤和前列腺癌早期的组织中均可见到增生性炎性萎缩这一病变，提示增生性炎性萎缩可能是慢性炎症导致癌症发生的病变基础。另外，前列腺组织受到炎性细胞的作用，释放出各种活性物质以及炎性细胞因子，刺激前列腺癌细胞生长、血管和淋巴管生成及肿瘤的浸润转移。

前列腺癌会遗传吗

前列腺癌的发生与遗传因素有关，一个人患前列腺癌的风险与家庭成员中发病人数、血缘关系远近以及亲属的发病年龄等因素相关。如果一个人的一级亲属（兄弟或父亲）患有前列腺癌，那么他本人患前列腺癌的风险会增加1倍以上；2个或2个以上一级亲属患前列腺癌，其本人患前列腺癌的风险则会增至5～11倍，而且发病年龄相对于那些没有亲属患前列腺癌的患者，也会提早大约7年。

但遗传因素仅仅是引起前列腺癌的危险因素之一，如果自己有一级亲属患有前列腺癌，就要主动针对其他危险因素做好预防工作，并注意定期体检，做到早诊早治。

哪些人需要进行前列腺癌筛查

我国前列腺癌在发病率逐渐升高的同时，其治愈率低于欧美的报道，究其原因，我国多数地区新确诊患者中晚期的比例较高，预后差。因此，提高前列腺癌的早期诊断率至关重要。但由于前列腺癌多发生于老年男性，肿瘤进展缓慢，全人群的筛查既造成医疗资源的浪费，又增加了对惰性前列腺癌的过度诊断、过度治疗，所以对于前列腺癌的筛查一直存在很大争论。

2017年中国抗癌协会泌尿男生殖系肿瘤专业委员会前列腺癌学组发布《前列腺癌筛查专家共识》，对身体状况良好，且预期寿命在10年以上的男性应开展基于前列腺特异性抗原（PSA）检测的前列腺癌筛查。

高危人群包括：①年龄>50岁的男性。②年龄>45岁且有前列腺癌家族史的男性。③年龄>40岁且基线PSA>1μg/L的男性。

目前国内公认的前列腺癌早诊的手段包括：①通过血清PSA等肿瘤标志物检查和前列腺直肠指检发现可疑患者。②视具体情况，选择经直肠前列腺超声、多参数磁共振成像扫描等影像学检查完成可疑病灶的定位诊断。③通过TRUS引导下的前列腺系统活检获得病理诊断。

如何预防前列腺癌

前列腺癌的发生是多种因素综合作用的结果，目前有一些已知的前列腺癌的高危因素，比如吸烟、高脂饮食等。预防前列腺癌首先要做到合理的膳食结构和饮食习惯，戒烟限酒、坚持低脂肪饮食、避免应用富含雄性激素的药物及保健品；养成良好的生活习惯，保持愉悦的心情，加强体育锻炼，适量的运动可以增强机体的免疫力，避免肥胖；养成及时排尿的习惯，避免泌尿系统感染。此外，要定期进行前列腺癌筛查，特别是有前列腺癌家族史及其他高危因素者，更应该进行定期检查。

应用非那雄胺或度他雄胺（治疗前列腺增生的药物）可使前列腺癌的患病率降低25%，但可能增加患高分级前列腺癌的风险。

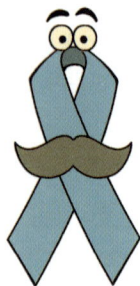

前列腺癌的检查方法有哪些

前列腺癌常用的检查方法有指诊、前列腺特异性抗原测定、影像学检查以及前列腺穿刺活检，其中，直肠指诊、前列腺特异性抗原检测及超声检查是最常用的筛查方法，前列腺穿刺活检是确诊前列腺癌的"金标准"。

（1）前列腺直肠指诊（DRE） 前列腺直肠指诊是前列腺癌筛查中最经济、最基本的初步筛查方法之一，简便易行且无创，适合于所有男性。检查时，医生会用戴了手套的手指涂上润滑剂后伸入患者的肛门内，隔着直肠壁检查前列腺。正常状况下直肠指诊摸到的前列腺大小约4cm×3cm，质地柔软，表面光滑，无结节感，两侧叶对称。若患有前列腺癌，直肠指诊时会发现前列腺表面不光滑，有时可以摸到突起的质地坚硬的小结节。但前列腺直肠指诊容易受到医师水平、经验等人为因素的影响，故其诊断前列腺癌的敏感性不高。

（2）血清前列腺特异性抗原（PSA） 前列腺特异性抗原（PSA）是目前最为敏感的前列腺癌肿瘤标志物，具有比前列腺直肠指诊和超声检查更高的阳性预测值。但因其容易受很多因素的影响，如前列腺肥大、急性前列腺炎等都可能导致血清PSA升高，所以特异性较低，在健康男性人群中进行血清PSA筛查可能会带来前列腺癌的过度诊断及治疗。因此，我国《前列腺癌筛查专家共识》专家组只是建议以下患者进行血清PSA检查：50岁以上伴有下尿路症状的男性；有前列腺癌家族史的男性，血清PSA检查时间宜提前到45岁；前列腺直肠指诊或前列腺影像学检查异常的男性。

（3）影像学检查 影像学检查包括经直肠前列腺超声检查（TRUS）和前列腺磁CT、MRI、核素骨扫描等，经直肠前列腺超声较直肠指诊可显著提高前列腺癌的检出率，更容易发现指诊触摸不到的体积较小或位于前列腺内部的结节，同时可以判断肿瘤的体积以及是否侵犯包膜，为前列腺癌的临床分期及预后判断提供帮助。CT和核素骨扫描对判断淋巴结和骨转移具有辅助作用。MRI被认为是诊断前列腺癌最好的影像检查方法，对前列腺癌的早期诊断和临床分期均有较大的价值。为了保障检查效率，通常在活检穿刺前或完成穿刺后3周进行。

（4）前列腺穿刺活检 目前常用的经直肠超声引导下穿刺活检是确诊前列腺癌最可靠的手段，临床上使用最广泛的是超声引导下经直肠或经会阴前列腺系统穿刺活检，但存在假阴性及过度诊断的局限性。随着影像学技术的进步，基于多参数MRI、超声弹性成像以及超声增强造影等靶向穿刺，使前列腺穿刺的阳性率明显提高。

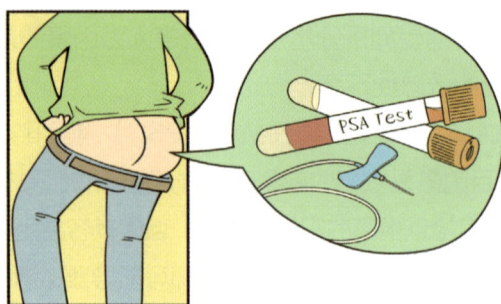

前列腺癌的症状有哪些

前列腺癌多起病隐匿，生长缓慢，早期通常没有明显症状，局限性前列腺癌患者容易出现下尿路综合征的临床症状，但因与良性前列腺增生的症状相似，容易引起误诊和漏诊。当肿瘤局部进行性增大，压迫、侵犯或阻塞包绕的前列腺部尿道，可出现进行性排尿困难、尿频、尿急、尿痛、尿意不尽感

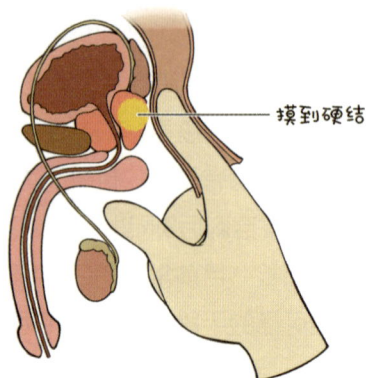

摸到硬结

等，严重时出现尿滴沥及尿潴留。晚期进展期前列腺癌，可出现疲劳、体重减轻、全身疼痛、进行性贫血，最终全身衰竭出现恶病质。

前列腺癌骨转移常见，约60%的晚期患者会发生转移部位骨骼疼痛，侵犯骨质时会出现病理性骨折，压迫或侵犯脊髓时可引起瘫痪等。

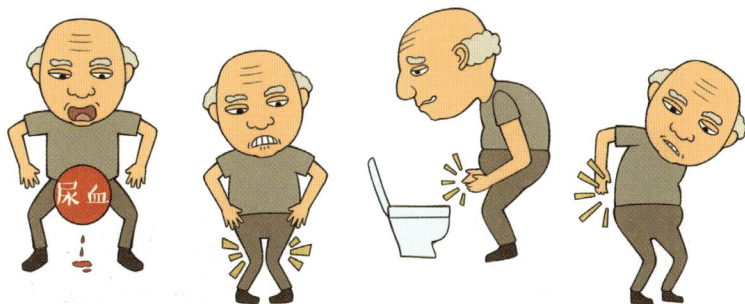

PSA 是什么

PSA（前列腺特异性抗原）迄今为止，PSA仍是对前列腺癌早期诊断、疗效观察及预后判断最有价值的肿瘤标志物。PSA在正常前列腺细胞和病变的前列腺上皮细胞均可合成得到糖蛋白，主要分泌入前列腺液或精液中，正常的前列腺组织是PSA进入血液的天然屏障，所以正常情况下PSA在血液中的水平非常低。当前列腺发生病变时，屏障作用减弱，更多的PSA进入血循环中，致使血清PSA水平升高。PSA在血清中主要有两种存在形式：一种是游离型的PSA（F-PSA），约占血清PSA总浓度的10%～30%；另一种是与α1-抗糜蛋白酶结合的PSA（PSA-ACT），约占血清PSA总浓度的70%～90%。

目前测定血清PSA的方法众多，其确切的异常值备受争议，但一般将>4ng/ml作为异常指标。在PSA值>4ng/ml而<10

ng/ml时，前列腺癌的患病可能性为30%～35%；当PSA大于10ng/ml时，患前列腺癌的危险性明显增加，并且随PSA值的升高，患病概率进一步升高。

血清PSA检测容易受到多种因素的影响，所以抽血前1周内应避免进行前列腺按摩，48小时内避免进行膀胱镜检查、导尿等操作，24小时内避免射精，并在前列腺穿刺1个月后进行。同时，急性前列腺炎、良性前列腺增生、尿潴留等疾病或长期口服非那雄胺，也可能会影响PSA结果。

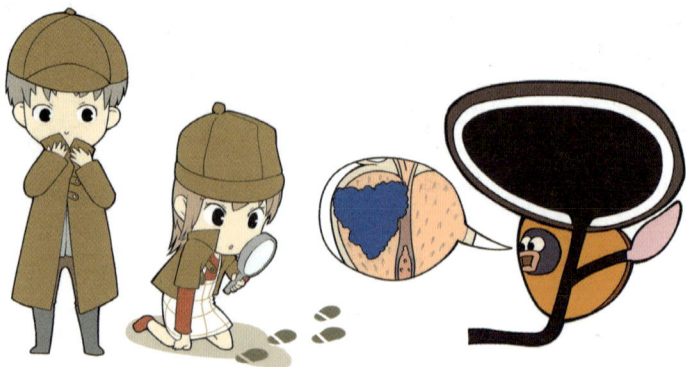

PSA 升高一定是前列腺癌吗

血清PSA水平容易受到多种因素的影响，研究发现，前列腺体积的大小以及检查者年龄等都会影响血清PSA浓度。某些情况下，如前列腺炎、良性前列腺增生、性生活、尿潴留等均可使血液中PSA增加，所以，血清PSA升高并非意味着一定患前列腺癌，PSA检测是对前列腺疾病的一种提示，并不能因此确诊前列腺癌。

影响 PSA 升高的主要因素，除了恶性肿瘤以外，还包括良性前列腺增生、前列腺炎、前列腺梗死、运动、射精、直肠指检、尿路感染、尿潴留、前列腺外科手术、导尿、遗传等因素。

PSA 升高了怎么办

由于许多因素会导致血清PSA的升高，所以如果发现PSA升高时，首先应结合患者实际情况，根据升高幅度及与既往结果的比较，排除容易引起PSA一过性升高的非疾病因素，如一些涉及前列腺的操作或检查，直肠指检、前列腺按摩、前列腺穿刺活检、膀胱镜检查和留置导尿管等，并通过进一步的检查明确PSA值升高的原因，如结合直肠指检、经直肠超声、前列腺核磁共振检查等逐步排查，若发现异常或难以确诊时，可考虑穿刺病理检查。

什么情况需要做前列腺活检

前列腺穿刺活检仍是确诊前列腺癌的金标准，大多数情况下，高度可疑前列腺异常的患者要明确诊断就必须进行前列腺穿刺活检，取得前列腺组织进行病理检查。目前使用最广泛的是超声引导下经直肠或经会阴前列腺穿刺活检。穿刺过程中采用细针穿刺，取得的组织套在针管内取出，避免了穿刺针道的肿瘤种植。临床上需要进行前列腺穿刺的情况包括：①直肠指检发现前列腺有可疑结节，任何PSA值。②经直肠前列腺超声或MRI发现可疑病灶，任何PSA值。③血清PSA值>10μg/L。④PSA 4~10μg/L，f/tPSA可疑或PSAD值可疑。

还有一些情况下不可以进行或不可以立即进行前列腺穿刺活检，包括以下情况：处于急性感染期、发热期；有高血压危象；处于心脏功能不全失代偿期；有严重出血倾向的疾病；处于糖尿病血糖不稳定期；有严重的内外痔疮，肛周或直肠病变。

什么是前列腺穿刺活检术

目前使用最广泛的是经会阴或超声引导下经直肠前列腺穿刺活检，穿刺前需要全面评估患者的身体状况，排除穿刺禁忌，如果需要MRI检查者建议在穿刺前进行。经直肠超声引导下前列腺穿刺活检前应常规应用抗生素预防感染，并清洁肠道。通常大多数患者经直肠穿刺过程不需要麻醉也有很好的耐受性，也可以超声引导下前列腺周围阻滞麻醉。前列腺穿刺活检后的主要并发症包括感染、血精、血尿、血便、发热、尿潴留、迷走神经反射、前列腺炎、附睾炎症等，故术后要严密观察，及时对症处理。

什么情况下需要前列腺重复穿刺

前列腺穿刺活检病理结果是前列腺癌诊断的金标准，但有一些时候，前列腺穿刺结果阴性，但临床上根据复查PSA或其他衍生物水平、直肠指检等均高度怀疑前列腺癌时，可考虑重复行前列腺穿刺。如果影像学检查有发现可疑病灶，可对可疑病灶进行靶向穿刺，或重复穿刺前完善MRI检查等，进行基于多参数MRI的靶向穿刺，提高穿刺阳性率。但重复穿刺建议至少间隔3个月以上，待组织结构完全恢复。

前列腺重复穿刺活检的指征具体如下：①首次穿刺病理发现非典型性增生或高级别前列腺上皮内瘤（PIN），尤其是多针病理结果如上。②复查PSA>10μg/L。③复查PSA 4~10μg/L，游离PSA比值（%fPSA）、PSA密度（PSAD值）、直肠指检或影像学表现异常，如经直肠前列腺超声或MRI检查提示可疑癌灶，可在影像融合技术下行兴趣点的靶向穿刺。④PSA 4~10μg/L，%fPSA、PSAD值、直肠指检、影像学表现均正常的情况下，每3个月复查PSA。如PSA连续2次>10μg/L，或PSA速率（PSAV）>0.75μg/（L·y），需要重复穿刺。

前列腺癌如何划分低风险型和高危型

美国国家综合癌症网络（NCCN）指南根据前列腺癌的肿瘤分期、病理组织学分级、PSA值以及前列腺穿刺情况等将其进行危险度分级，具体分为极低风险、低风险、中危、高危以及极高危，各组的治疗方法以及预后也各不相同。

（1）极低风险 T1c；Gleason评分≤6；PSA<10ng/ml；前列腺穿刺活检的阳性针数少于3针，每针中癌组织≤50%；PSA密度<0.15ng/ml·g。

（2）低风险 T1~2a；Gleason评分≤6；PSA<10ng/ml。

（3）中危 T2b~T2c；Gleason评分=7；PSA10~20ng/ml。

（4）高危 T3a；Gleason评分8~10；PSA>20ng/ml。

（5）极高危 T3b~T4。

前列腺癌主要有哪些治疗方法

前列腺癌治疗方法的选择是主要依据肿瘤临床分期、肿瘤组织学分级、PSA水平、患者年龄和一般状况等做出的决定。主要包括等待观察、手术治疗、放射治疗(放疗)、内分泌治疗、化疗、免疫治疗等。其中，手术、放疗和内分泌治疗是前列腺癌治疗的主要手段。对于早期或局限性前列腺癌患者可采用根治性前列腺切除术、根治性外放射治疗或放射性粒子植入。对于激素敏感型晚期前列腺癌患者以内分泌治疗为主。另外，作为试验性局部治疗的冷冻消融、高强度聚焦超声、组织内射频消融等治疗方法也用于某些预期寿命<10年、手术高风险或不愿接受根治手术和放疗的前列腺癌患者。对晚期、复发性或激素非依赖性患者，可以应用基因治疗和免疫治疗的生物学治疗。

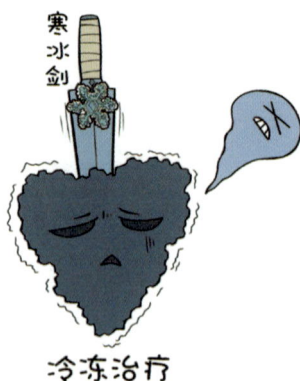

冷冻治疗

什么样的前列腺癌适合手术治疗

根治性前列腺切除术目前仍然是局限性前列腺癌首选的治疗方法，主要包括传统的经会阴、经耻骨后前列腺根治性切除术以及腹腔镜前列腺癌根治术，但前列腺癌患者多为老年人，手术适应证要考虑肿瘤的危险因素等级、临床分期、预期寿命和健康状况等。一般来说，根治性前列腺切除术的适应证应满足以下4个条件：①PSA＜10～20ng/ml，Gleason评分≤7的中低危患者。②适应于局限前列腺癌，临床分期T1～T2c。③预期寿命≥10年的患者。④身体状况良好，没有严重心肺疾病的患者。对于PSA＞20ng/ml或Gleason评分≥8的局限性前列腺癌患者符合上述分期和预期寿命条件的，根治术后可给予其他辅助治疗。

哪些前列腺癌需要进行内分泌治疗

降低雄激素浓度

阻断雄激素与受体结合

手术去势

药物去势

抗雄激素治疗

对激素敏感型晚期前列腺癌患者以内分泌治疗为主，内分泌治疗（hormonal therapy，HT）又称雄激素剥夺疗法（ADT），其目的是降低体内雄激素浓度或阻断雄激素与其受体的结合，以抑制或控制前列腺癌细胞的生长。治疗方案包括：单纯去势（手术或药物去势）、最大限度雄激素阻断、间歇内分泌治疗、根治性治疗前新辅助内分泌治疗、辅助内分泌治疗等。

去势包括手术去势或药物去势以及雌激素治疗，手术去势对患者的心理影响限制了它的应用，药物去势主要包括黄体生成素释放激素类似物（亮丙瑞林、戈舍瑞林、曲普瑞林等）和雌激素（最常见的是己烯雌酚）。手术去势、药物去势或雌激素治疗，患者肿瘤相关的生存率、无进展生存率基本相同。

抗雄激素治疗是应用抗雄激素药物竞争性阻断雄激素与前列腺细胞上雄激素受体的结合，目前常用的抗雄激素药物主要有两大类：一类是类固醇类药物（醋酸甲地孕酮）；另一类是非类固醇药物，主要有比卡鲁胺和氟他胺。

但几乎所有患者最终都会发展为激素非依赖性前列腺癌或激素抵抗性前列腺癌。对去势抵抗性前列腺癌患者可采用二线内分泌治疗或新型内分泌治疗药物（阿比特龙、恩杂鲁胺等）。对激素抵抗性前列腺癌患者应持续保持去势状态，同时采用以多烯紫杉醇、米托蒽醌为基础的化疗。

什么样的前列腺癌需要进行放疗

放射治疗(放疗)目前仍是前列腺癌重要的治疗手段之一，因其创伤相对较小，疗效可靠，且大部分老年患者耐受性高，一直以来都是老年前列腺癌患者首选的治疗方案。放疗的治疗手段主要包括外放射治疗、近距离放疗和放射性核素治疗。放射治疗除了适用于局限性前列腺癌外，还可用于根治性前列腺切除术后病理为pT3～4、精囊受侵、切缘阳性或术后PSA持续升高、复发患者的辅助性治疗，以及晚期或转移性前列腺癌患者的姑息性治疗。

随着放疗技术的进步，目前三维适形放疗和调强适形放疗已成为主要的外照射技术，能明显降低放疗的相关不良反应。前列腺癌的近距离治疗包括短暂插植治疗和永久粒子种植治疗（也称为放射性粒子种植治疗），其中，放射性粒子种植治疗较为常用，它通过三维治疗计划系统的准确定位，将放射性粒子经过会阴部皮肤植入到前列腺内，通过近距离放射线对前列腺癌杀伤，提高前列腺的局部剂量，而减少直肠和膀胱的放射剂量。放射性核素内放射治疗主要用于前列腺癌骨转移，能明显缓解骨痛，提高患者生活质量。

什么样的前列腺癌需要进行化疗

化学药物治疗（以下简称化疗）是晚期前列腺癌的主要治疗手段之一，前列腺癌在经过雄激素剥夺治疗后，大概经过18个月左右的中位缓解时间，其后会出现一系列耐药表现，进展为去势抵抗性前列腺癌（CRPC），还有一部分为去势敏感性前列腺癌（CSPC）。目前多西他赛是转移性去势抵抗性前列腺癌阶段的唯一一线化疗药物，多项研究均表明含多西他赛的化疗方案可延长其中位生存时间。多西他赛通过直接稳定微管蛋白亚基之间的相互作用来防止微管解聚，从而导致细胞在G2/M期阻滞和凋亡。在多西他赛之后，2010年，FDA批准了卡巴他赛作为多西他赛化疗失败后的二线治疗方案。

对于转移性去势敏感性前列腺癌，多西他赛结合ADT的治疗可以防止其进展至多重耐药，改善中位生存时间。最新的美国国家综合癌症网络（NCCN）指南将ADT联合6周期多西他赛伴或不伴泼尼松作为转移性去势敏感性前列腺癌的治疗方案之一。

什么样的前列腺癌可以等待观察

前列腺癌多发生于老年男性，是一种进展速度缓慢的恶性肿瘤，尤其是低危前列腺癌，其肿瘤进展速度更慢，发生远处转移的机会少，对于这一部分患者来讲，等待观察相对于治疗的副作用会更有利。等待观察治疗指主动监测前列腺癌的进程，在出现肿瘤进展或临床症状明显时给予治疗。选择等待观察的患者必须充分知情，了解并接受肿瘤局部进展和转移的危险，并接受密切的随访。等待观察的指征：①低危前列腺癌，不接受积极治疗引起的副反应的患者。②晚期前列腺癌或预期寿命短的患者，仅限于治疗伴随的危险和并发症大于延长生命和改善生活质量的预期。对于等待观察的患者，每3个月复诊，检查前列腺特异抗原、直肠指诊，必要时缩短复诊时间和进行影像学检查。对于前列腺特异抗原检查、直肠指诊和影像学检查进展的患者可考虑转为其他治疗。

分子靶向治疗目前在多种恶性肿瘤的治疗中均有很大的进展，晚期前列腺癌的靶向治疗也经常会在临床用到，目前临床应用较多的靶向药物包括：抗血管形成制剂，如贝伐单抗，通过抑制血管内皮生长因子的生物活性达到治疗目的；阿曲生坦和Zibotentan（ZD4054）等内皮素受体拮抗剂。

前列腺癌的免疫治疗也是目前研究的热点，其中Sipuleucel-T是美国食品药品监督管理局首个批准的治疗肿瘤的树突状细胞疫苗（DC疫苗），直接将前列腺癌酸性磷酸酶抗原转染DC激发机体产生特异性的抗肿瘤反应，NCCN推荐Sipuleucel-T用于治疗无症状或者轻微症状的转移性去势抵抗性前列腺癌。另外，其他用于前列腺癌治疗的还有免疫检查点抑制剂，例如：针对细胞毒T细胞相关抗原4（CTLA-4）的抑制剂Ipiliumumab、主动免疫制剂GAVX，以及肿瘤疫苗（包括前列腺特异性膜抗原多肽疫苗：DCVax疫苗和以病毒载体为基础的肿瘤疫苗PROSTVAC-VF）也均进入Ⅲ期临床试验研究。

前列腺癌患者如何注意饮食

前列腺癌患者除了正常接受治疗外，在日常生活中也要养成良好的饮食习惯和膳食结构，低脂饮食，减少红色肉类、蛋类、高脂奶制品等的摄入，多吃水果、蔬菜、豆类和谷类，戒烟限酒。对无高钙血症的患者，可通过每天日晒和进食富含维生素D的食物来补充维生素D，防治骨质疏松，必要时可在医生指导下补充适量的钙剂。

前列腺癌治疗后复查需要注意哪些问题

前列腺癌术后复查内容主要包括：①血清PSA水平的变化。②直肠指诊。以上两项是前列腺癌随访的基本内容。③血清生化、尿常规、血常规。④胸片/胸部CT，观察有无肺转移情况。⑤经直肠超声和活检，其目的是发现局部复发的组织学证据。前列腺活检不作为常规的随访手段。⑥骨扫描与腹部CT/MRI，其目的是发现前列腺癌的转移灶，对于无生化复发和无症状的患者一般无需检查。

前列腺癌治疗预后如何

前列腺癌的预后与肿瘤的临床分期、病理学分级以及治疗方法等有关，一般来说，早期局限性前列腺癌经过有效的治疗后生存率较高，5年生存率在99%以上，甚至100%，所以，早期诊断可以明显提高患者的生存率。中晚期前列腺癌5年生存率不到30%。

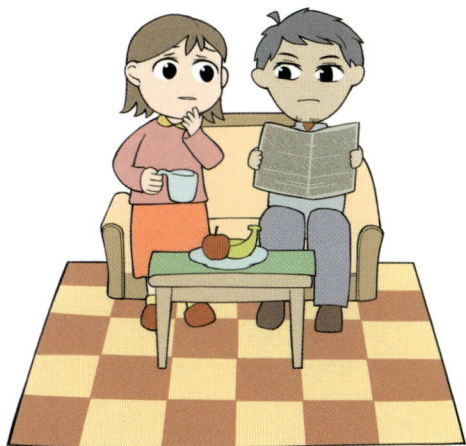